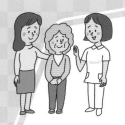

現場に学ぶ

現場で
活かせる

【 オールカラー 】

認知症ケア
アイデアノート

編著：石川県立こころの病院

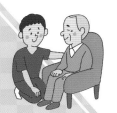

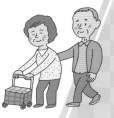

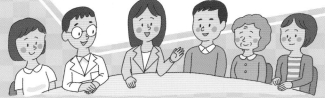

照林社

はじめに

　超高齢社会を迎えているわが国では、2025年に認知症の人が約700万人になると推計されています。これを受けて、2023年6月に「共生社会の実現を推進するための認知症基本法」が成立しました。認知症になっても希望をもって暮らせる社会、共生社会の実現が、これからのわが国の目標となります。

　認知症の多くは、長い年月をかけて、ゆっくり進行する慢性疾患です。一般の人は記憶や判断力、思考力などの低下を心配しますが、それに加えて生活機能全般が障害されるのが特徴です。初期には金銭管理や服薬管理が、進行すると入浴や排泄など基本的な生活動作も障害されます。さらに、さまざまな行動・心理症状（BPSD）を呈することがあり、介護する家族や周囲を悩ませます。このBPSDが、認知症の対応を難しくする原因です。本書でも述べていくとおり、BPSDは脳の障害だけでなく、身体的、環境的、心理的、そして性格的などのさまざまな要因が絡み合って生じます。したがって、BPSDは1人ひとり異なるということを前提に、その人まるごとを理解する必要があり、疾患や症状ではなく、その人そのものに焦点を当てたパーソン・センタード・ケア（PCC）が求められます。

　そして、認知症の人や家族の気持ちに寄り添い、その都度、対応方法を考え、その人に適した介護サービスを提供していくこと、そのためにケアマネジャー、訪問看護師、作業療法士、ヘルパーなど仲間を増やしながら、長年にわたり認知症の人と家族を支えていくのが、石川県立こころの病院におけるチーム医療です。

　そのような視点から、当院のスタッフを中心に、長年の臨床経験で培った認知症に対するノウハウを1冊の本にまとめました。認知症専門病棟や介護施設に限らず、一般病院、家庭、地域など、さまざまな場面で、示唆に富むアイデアが満載です。看護師のみならず、介護にかかわるスタッフおよび、介護に悩む家族の方々にもお役に立つことを期待しております。

2023年11月

石川県立こころの病院 病院長

北村　立

CONTENTS

CONTENTS

装丁・本文デザイン：五味朋代（フレーズ）　　　カバー・本文イラスト：かたおか朋子　　　DTP制作：すずきひろし

編集

石川県立こころの病院

執筆（執筆順）

北村　立　　石川県立こころの病院 病院長

畠　真理子　石川県立こころの病院 看護部、認知症看護認定看護師

中村克仁　　石川県立こころの病院 看護部、認知症看護認定看護師

高橋尚樹　　石川県立こころの病院 看護部、精神科認定看護師

村井千賀　　石川県立こころの病院 認知症疾患医療センター 副所長、作業療法士

中田　緑　　石川県立こころの病院 地域生活支援部 地域医療連携科、精神科認定看護師

深田晃子　　石川県立こころの病院 地域生活支援部 医療相談科、精神保健福祉士

松本佳苗　　石川県立こころの病院 看護部、精神科認定看護師

堅田三和子　JCHO金沢病院 看護部、認知症看護認定看護師

干場るみ子　JCHO金沢病院 看護部、認知症看護認定看護師

遠田大輔　　富山県立大学 看護学部 精神看護学 講師

医学監修

北村　立　　石川県立こころの病院 病院長

（2023年11月現在）

認知症の人をみんなで支える「地域包括ケアシステム」

- 現在、重度な要介護状態となっても、住み慣れた地域で自分らしい暮らしを人生の最後まで続けることができるように、「地域包括ケアシステム」として住まい・医療・介護・予防・生活支援を包括的に提供されるようになっています。
- 本書では、この地域包括ケアシステムのなかで、認知症の人とその家族をチームで支えるためのアイデアや工夫を「IDEA NOTE（アイデアノート）」各章にて紹介しています。

病気になったら
医療

IDEA NOTE **6**章 **7**章

急性期・回復期・慢性期病院	日常の医療
	● 診療所
	● クリニック
	● 薬局
● 医師、看護師、薬剤師、作業療法士、理学療法士、言語聴覚士、社会福祉士、精神保健福祉士、管理栄養士、公認心理師など	● かかりつけ医 ● かかりつけ薬剤師 ● 歯科医師 ● 地域の連携医

地域包括支援センター
● ケアマネジャー

IDEA NOTE **5**章

介護が必要になったら
介護

IDEA NOTE **5**章

在宅系サービス	入所・居住系サービス
● 訪問介護 ● 訪問入浴介護 など	● デイサービス ● ショートステイ など

● 訪問看護師、ケアマネジャー、ヘルパー、ボランティアなど

IDEA NOTE **8**章

> 地域包括ケアシステムは、おおむね30分以内に必要なサービスが提供される日常生活圏域（具体的には中学校区）を単位として想定

住まい
● 自宅
● サービス付き高齢者向け住宅　など
● 家族、訪問看護師、ヘルパーなど

IDEA NOTE **1**章 **4**章

急性増悪期

精神科病院など
● BPSD増悪時の診療および治療
● 精神科作業療法
● 受診相談
● 退院支援

IDEA NOTE **2**章 **3**章 **5**章

いつまでも元気で暮らすために

生活支援・介護予防

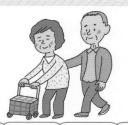

老人クラブ　自治会　ボランティア　NPOなど

厚生労働省：地域包括ケアシステム　https://www.mhlw.go.jp/seisakunitsuite/bunya/hukushi_kaigo/kaigo_koureisha/chiiki-houkatsu/dl/link1-4.pdf（2023.10.10.アクセス）を参考に作成

INTRODUCTION

[はじめに]

認知症の
疾患をおさえる

―疾患の知識―

認知症の人の看護を行うにあたり、まずは疾患の知識や診断・治療について学びましょう。
さらに、認知症においては多職種による診断後支援が重要です。診断後の長い経過のなかで認知症を克服するのではなく、医療チームとして認知症の人がその人らしく生きるために、専門的に寄り添っていきましょう。

1 【 認知症とは 】

> 疾患の定義にはDSM-5-TRが用いられ、診断時は認知機能が低下する他の疾患・症状との鑑別や、画像、HDS-Rなどの検査による裏づけが必要です。認知症の診断には臨床診断と病理診断があります。

認知症の定義

　米国精神医学会（American Psychiatric Association：APA）による精神疾患の診断・統計マニュアル（Diagnostic and Statistical Manual of Mental Disorders, Fifth Edition：DSM-5-TR）[1]の定義によると、病前に比べて明らかに認知機能が低下し、そのことが日常生活における自立を阻害している状態を「認知症」といいます。

　認知機能の低下は、本人や家族からの情報に加え、改訂長谷川式簡易知能評価（the revised version of Hasegawa's Dementia Scale：HDS-R）のような神経心理検査による裏づけが必要です。認知機能の低下が軽度で、工夫をすれば日常生活の自立が保たれている状態を「軽度認知障害（mild cognitive impairment：MCI）」といいます。

認知症の診断

❶ 認知機能が低下する疾患と鑑別する

　「磁気共鳴画像（magnetic resonance imaging：MRI）検査で脳の萎縮は認められないため、認知症の可能性は低い」という話を聞くことがありますが、脳の萎縮の有無で認知症を診断することはできません。前述の定義にあるとおり、普段の生活の様子から認知機能の低下が疑われる場合は、HDS-Rなどの神経心理検査でそれを確認する必要があります。

　認知症でなくても、認知機能が低下する病態はたくさんあります。鑑別を要する代表的な疾患として、精神科領域ではうつ病やせん妄、内科では甲状腺機能低下症、脳神経外科では慢性硬膜下血腫が有名です。

特発性正常圧水頭症は手術での改善が期待できるので、見逃してはいけません。

　また、特定の疾患でなくても、高齢者の場合は飲酒の影響や処方薬の影響を検討しなければなりません。わが国では、高齢者に対するベンゾジアゼピン系の抗不安薬や睡眠薬の処方頻度が高いといわれており、特に注意が必要です。

　以上の疾患やリスク要因が除外できたら、それぞれの診断基準に従って、血管性認知症、前頭側頭型認知症、レビー小体型認知症などを診断し、最後にアルツハイマー型認知症を診断します。全国の認知症疾患医療センターの統計[2]をみると、診断された認知症の60〜70％がアルツハイマー型認知症です。次いで10％未満で血管性認知症、レビー小体型認知症、前頭側頭型認知症と

続き、この４つが認知症の４大原因疾患といわれています。

● 認知症の４大原因疾患

| アルツハイマー型認知症 | 血管性認知症 | レビー小体型認知症 | 前頭側頭型認知症 |

最も多い認知症

❷ 診断には臨床診断と病理診断がある

認知症の診断には、臨床診断と病理診断があります。

アルツハイマー型認知症は臨床診断で、アルツハイマー病は病理診断です。アルツハイマー病の脳には、神経原線維変化と老人斑という病理変化が起こり、老人斑はアミロイドβタンパクが蓄積したものです。近年、髄液中のアミロイドβタンパクを測定したり、positron emission tomography（PET）検査で脳内のアミロイドβタンパクの蓄積を画像化することができるようになりました。つまり、脳の解剖をしなくてもアルツハイマー病を診断できるようになったのです。

レビー小体型認知症の診断基準にも、Datスキャン®（ドパミントランスポーターシンチグラフィ）やMIBG心筋シンチグラフィが取り入れられました。このように、バイオマーカー（疾患の有無のめやすとなる生物学的指標）を用いて認知症を診断できるようになったことは、画期的なことです。バイオマーカーを用いた診断は、内科の得意な分野であり、医学が進歩すればするほど、認知症の診断は脳神経内科で行われるようになるでしょう。

一方、精神疾患には、診断に有用なバイオマーカーがほとんどないため、精神科にバイオマーカーを用いた診断の習慣はありません。しかし、精神科では多職種での支援技術があり、私たちはこのあと解説していくように認知症の人の生活を診断します。

脳神経内科と精神科がそれぞれの得意な点を生かし、協力して認知症の人をみていくのが理想です。

文献
１）日本精神神経学会監修：DSM-5-TR精神疾患の診断・統計マニュアル，高橋三郎，大野裕監訳，医学書院，東京，2023.
２）東京都健康長寿医療センター：認知症疾患医療センターの事業評価および質の管理に関する調査研究事業報告書2020．2021：155-156.
　　https://www.tmghig.jp/research/info/cms_upload/f3026b66519e18df691a06c1ebcdbbb5_2.pdf（2023.10.10.アクセス）

2【 認知症の症状 】

認知症の症状として、認知機能の低下が必須です。DSM-5-TRの定義から日常生活における機能低下を評価するとともに、HDS-Rなどの認知機能検査を用いて確認します。また認知症に伴う行動・心理症状（BPSD）については、NPIなどのツールを用いて評価します。BPSDについては、情動的な症状への対応が重要です。

認知機能の低下を評価する

　DSM-5-TRの定義では、「複雑性注意」「実行機能」「学習および記憶」「言語」「知覚－運動」「社会的認知」の6認知領域のうち、1つ以上で機能低下を認めます[1]。

● 認知機能障害の例

認知領域	症状や所見の例
複雑性注意	● テレビやラジオがついていると、物事に集中できない ● すぐに気が散る ● 複数のことを同時にできない（例えば、調理中に煮炊きをしながら洗い物ができない）
実行機能	● 物事の段取りができない ● 計画的に行動できない
学習および記憶	● 最近のできごとを思い出すのに苦労する ● 同じ物を何度も買ったり、同じことを何度も尋ねることがある
言語	● 言葉が出にくくなる ● 指示代名詞が目立つ ● 物品呼称ができない ● 読むことや書くことができなくなる
知覚－運動	● よく知っている場所で道に迷う ● 大工仕事や組み立てが苦手になる ● 見間違えやすくなったり（錯視）、実際にはないものが見える（幻視）
社会的認知	● 相手や周囲の状況を認識し、それに応じた行動がとれない ● 人前で非常識な行動をとる ● 自らの行動に無頓着になる

認知症の多くに行動・心理症状（BPSD）を併発する

　認知症の場合、認知機能の低下に加え、種々の精神症状や行動障害を合併します。これらを総称して「認知症に伴う行動・心理症状」（behavioral and psychological symptoms of dementia：BPSD）と呼び、このBPSDが本人ばかりでなく、介護する人たちを苦しめます。BPSDは必ず生じるものではありませんが、認知症の全経過中、90％以上が何らかのBPSDを併発するといわれています。

　BPSDを評価するツールとして、認知症の人における精神神経症状の代表的な評価指標（Neuropsychiatric Inventory：NPI）があり、12項目でBPSDは網羅されていると考えることができます。

● 認知症に伴う行動・心理症状（BPSD）

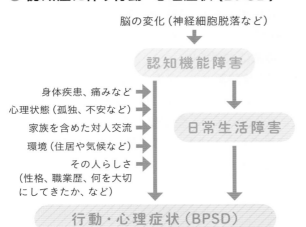

● NPIの項目

❶ 妄想	❼ 無気力・無関心
❷ 幻覚	❽ 脱抑制
❸ 興奮・攻撃性	❾ 易刺激性
❹ うつ・不快	❿ 異常行動
❺ 不安	⓫ 睡眠障害
❻ 多幸	⓬ 食行動異常

繁信和恵, 博野信次, 田伏薫, 他：日本語版NPI-NHの妥当性と信頼性の検討. BRAIN and NERVE 2008；60（12）：1463-1469. より引用

　このうち、「妄想」と「幻覚」は精神症状、「多幸」「無気力・無関心」「脱抑制」「異常行動」「食行動異常」の5つは器質的な要因の強い症状（脳の機能が低下したことによる症状）、「興奮・攻撃性」「うつ・不快」「不安」「易刺激性」の4つは情動的な症状、そして最後に残った「睡眠障害」の4つに分類して考えるとわかりやすいと思います。

　なかでも情動的な症状への対応が重要です。不安が強いと本人を脅かすような幻視が見えたり、落ち着きがなくなり出歩いたりすることがあるなど、精神症状や器質因の強い症状に影響を与えるからです。また、情動的な症状は、本人の性格や考え方、困ったときにとりやすい行動様式や家族の反応など、その人の生きる姿そのものに影響される症状です。1つの症状ととらえるよりも、その人まるごとを理解し、居心地のよい環境や対応を考えることが重要であり、認知症医療に携わる者にとっての醍醐味、腕の見せどころです。

不安やうつ・不快など、「情動的な症状」への対応が重要。1症状ととらえるのではなく、その人をまるごと理解して、快適な環境・対応を考えましょう。

文献
1）日本精神神経学会監修：DSM-5-TR 精神疾患の診断・統計マニュアル, 高橋三郎, 大野裕監訳, 医学書院, 東京, 2023：648-670.

3【 認知症の治療 】

認知機能の低下とBPSDに対して、それぞれ薬物療法と非薬物療法が行われます。
薬物療法については、常にリスクベネフィットの観点から、使用の妥当性を検討する必要があります。

確立された薬物療法のほか、新しい疾患修飾薬による治療もある

これまで、コリン分解酵素阻害薬（ドネペジル、ガランタミン、リバスチグミン）とメマンチンの4種類の薬剤が、アルツハイマー型認知症の認知機能の低下に対して認可されていました（ドネペジルはレビー小体型認知症にも適応あり）⋯p.33。これらは脳内の神経伝達物質に作用し、認知症の進行を遅らせるとされていますが、対症療法にすぎません。

2023年9月に疾患修飾薬が認可されました。疾患修飾薬とは、疾患の原因となっている物質を標的として作用し、疾患の発症や進行を抑制する薬剤のことで、より根本治療に近いといえます。脳内のアミロイドβタンパクが標的なので、アルツハイマー型認知症ではなく、アルツハイマー病が適応になります。つまり髄液検査やPET検査が必須であり、疾患修飾薬による治療は一部の医療機関でしか行えません。薬価や検査代など医療経済的な側面でも課題が多そうですが、認知症克服の第一歩となることは間違いないでしょう。

抗認知症薬は使用の妥当性をよく考える

アルツハイマー型認知症であれば、とにかく処方する、いったん開始したら中止してはいけない、という薬剤ではありません。以下のような副作用にも注意が必要であり、BPSDの種類によっては増悪することもあるので（怒りっぽくなるなど）、常にリスクベネフィットの観点から、使用の妥当性を検討する姿勢が重要です。

コリン分解酵素阻害薬の副作用としては、投与初期の悪心や嘔吐、食欲不振を比較的高い頻度で認めます。消化性潰瘍や下痢などの副作用もあります。また、心伝導障害や徐脈などの不整脈には注意が必要で、投与前には心電図検査を行います。

メマンチンは、傾眠やめまい、転倒などの副作用があります。メマンチンは腎排泄型の薬剤なので、腎機能の低下した症例には投与量を減らさなければなりません。

錠剤だけでなく、細粒剤や液剤、内服ゼリー剤、貼付剤など、多くの剤形があります。患者それぞれの服薬の仕方に合わせて、投与することができます⋯p.33。

薬剤の吸収をゆるやかにするという点で、貼付剤はすぐれていますが、皮膚のかぶれをしばしば認めます。貼付剤を使用する場合、かぶれがなくてもスキンケアが重要です。

情動面にはたらきかける非薬物療法も行われる

認知機能低下に対する非薬物療法としては、回想療法や作業療法、運動療法、音楽療法、リアリティオリエンテーションなどの認知刺激が挙げられます。回想療法や運動療法、音楽療法は、認知機能そのものよりも情動面にはたらきかけることにより、BPSDの改善、予防が期待できます。

少しでも認知症の進行を遅らせようと、計算ドリルや漢字練習、塗り絵、パズルなどを勧めたり、毎日の日付を確認したりする家族がいます。これらは認知症の人が楽しめてこそ効果があるので、訓練的にならないよう注意しましょう。

BPSDの非薬物療法として、環境への適応を整える

BPSDの治療は、まずこれを環境への不適応ととらえ、環境を整える、対応方法を工夫することが原則です。パーソン・センタード・ケア（PCC）の考え方 ▸▸▸p.16 やユマニチュード® ▸▸▸p.14 も参考になるでしょう。そのとき、認知症の人と会話することを心がけてください。そして楽しかったことや若い頃の手柄話、孫の自慢などをよく聞いてあげてください。誰でもよく話を聞いてくれる人には、親しみをもちます。認知症の人にとっては「居心地のよさ」がとても重要で、物理的な環境ばかりでなく、接する人の態度や周囲の物音などにも影響されます。

同じことを何度も言うため、「また同じことを言って」と家族に話を十分聞いてもらえない認知症の人が多くいます。「どうせ忘れるから」と認知症の人と話そうとしない介護者もいます。確かに認知症の人は行動をすぐ忘れてしまいますが、そのときの感情は長く残ります。

BPSDの薬物療法は適応外処方になる

環境を整えてもBPSDが治まらず、本人や介護者に苦痛を与えるような場合には、薬物療法が検討されます。しかし、BPSDに保険適用のある薬剤は今のところなく、すべて適応外処方です。本人と家族に薬剤を使用することのメリットとデメリットを十分に説明し、同意を得たうえで処方しなければなりません。

具体的には、リスペリドンやクエチアピン、アリピプラゾールなどの抗精神病薬、選択的セロトニン再取り込み阻害薬（selective serotonin reuptake inhibitor：SSRI）などの抗うつ薬などが使用されます。ベンゾジアゼピン系の抗不安薬は通常、使用しません。

これらはあくまでも対症療法なので、効果よりも有害事象の発生に目を向けなければなりません。特に抗精神病薬では、過鎮静や嚥下障害、パーキンソン症状などに注意が必要です。適切な投与量は、十分効果が得られる量ではなく、有害事象の生じない量です。

BPSDに対する薬物療法は、絶対的なものではなく、BPSDへの対応策のオプションの1つと心得るべきです。

睡眠障害には、最近メラトニン受容体作用薬やオレキシン受容体拮抗薬といった、副作用の少ない薬剤が使用できるようになりました。今後、睡眠薬による薬剤性のせん妄や転倒は減ることが予想されます。

● BPSDに使用する主な向精神薬の特徴

- BPSDの背景となる要因を解決することと並行して、薬物療法を優先せざるを得ないケースが多いのが現状である
- 薬物調整には医師や薬剤師と共に情報共有を密に行う

分類	主な一般名	主な特徴
抗精神病薬 **注意事項** ● 低用量から開始 ● 2剤以上の併用は避ける ● 2週間くらいかけて薬効を評価する。錐体外路症状などの副作用が出たら、ただちに減量か中止 ● 遅発性の副作用（投与後、時間が経ってから現れる）にも注意	リスペリドン	● 幻覚妄想や興奮に有効 ● 水剤もある ● パーキンソン症状に注意
	クエチアピン	● 半減期が短く、神経遮断作用も弱いので、レビー小体型認知症など向精神薬に過敏な症例にも使いやすい ● 糖尿病には禁忌
	アリピプラゾール	● 幻覚妄想や興奮に有効で、鎮静作用は少ない ● 半減期がとても長いため、薬効の評価は時間をかけて行う
	ハロペリドール	● 注射剤もあるため、緊急を要する興奮状態などに用いられる ● 従来型の抗精神病薬であり、パーキンソン症状に注意
	オランザピン	● 幻覚妄想や興奮に有効 ● 口腔内崩壊錠があり、急性期に用いやすい ● 鎮静、催眠作用が強い ● 糖尿病や高血糖には禁忌
	ブロナンセリン	● 幻覚妄想や興奮に有効 ● 鎮静作用は比較的少ないとされる ● 貼付剤が発売され、使用頻度は増えていると思われる
SSRI **注意事項** ● 必ず初期投与量から開始し、併用はしない ● 食欲不振や不整脈などの副作用に注意	エスシタロプラム セルトラリン パロキセチン フルボキサミン	● うつや、不安に効果的 ● 前頭側頭型認知症の常同行動に効果があるという報告もある
その他の 抗うつ薬	ミルタザピン トラゾドン　など	● ミルタザピンやトラゾドンは催眠作用があるため、就寝前薬として用いられることが多い
睡眠薬 **注意事項** ● 新しい睡眠薬の登場により、ベンゾジアゼピン系の睡眠薬はほとんど用いられなくなった	ゾピクロン エスゾピクロン ゾルピデム	● 非ベンゾジアゼピン系睡眠薬のうち、超短時間作用型の薬剤 ● GABA受容体に作用するので、ベンゾジアゼピン系睡眠薬よりも軽いが、鎮静や筋弛緩作用といった副作用がある
	ラメルテオン	● 体内時計を調整するといわれる、メラトニン受容体作動薬 ● フルボキサミンとの併用は禁忌
	スボレキサント レンボレキサント	● オレキシン受容体拮抗薬 ● 悪夢以外の副作用は少なく、せん妄も誘発されにくく、睡眠薬の主力となりつつある
その他	バルプロ酸ナトリウム カルバマゼピン	● 抗てんかん薬 ● 気分安定効果や興奮に対する効果を期待して用いられる ● 特に錐体外路症状が出やすく、抗精神病薬が使用できないときに検討される
	抑肝散	● 認知症の人の不眠に対して用いられることがある ● レビー小体型認知症のレム睡眠行動障害（RBD）▶▶▶p.49 に有用との報告もある

文献
1）厚生労働省：かかりつけ医のためのBPSDに対応する向精神薬使用ガイドライン（第2版）．
https://www.mhlw.go.jp/stf/seisakunitsuite/bunya/0000135953.html（2023.10.10.アクセス）
2）日本神経学会監修：認知症疾患診療ガイドライン2017．医学書院，東京，2017．
https://www.neurology-jp.org/guidelinem/nintisyo_2017.html（2023.10.10.アクセス）

4 【 認知症の経過 】

FASTを理解することで、認知症の経過に応じた適切なケアを行うことができるほか、アルツハイマー病以外の認知症性疾患を疑うなど、疾患の見方も深めることができます。

いくらじょうずな対応をしたとしても、認知症のほとんどは進行性の疾患であり、日常生活機能は経過とともに悪化します。このとき参考になるのがFAST（functional assessment staging of Alzheimer's disease）＊で、これはアルツハイマー病の経過を示したものです。

● アルツハイマー病の経過（FAST）

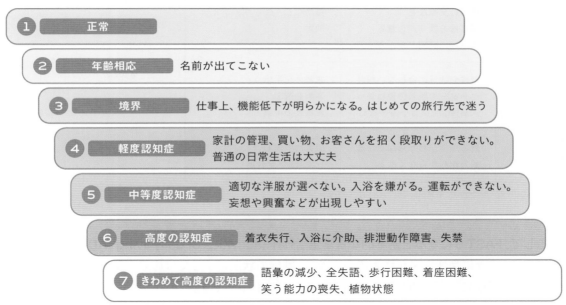

① 正常

② 年齢相応　名前が出てこない

③ 境界　仕事上、機能低下が明らかになる。はじめての旅行先で迷う

④ 軽度認知症　家計の管理、買い物、お客さんを招く段取りができない。普通の日常生活は大丈夫

⑤ 中等度認知症　適切な洋服が選べない。入浴を嫌がる。運転ができない。妄想や興奮などが出現しやすい

⑥ 高度の認知症　着衣失行、入浴に介助、排泄動作障害、失禁

⑦ きわめて高度の認知症　語彙の減少、全失語、歩行困難、着座困難、笑う能力の喪失、植物状態

Reisberg B. Functional assessment staging (FAST) . *Psychopharmacol Bull* 1988；24（4）：653-659.

それぞれのステージの期間は、もちろんケースによって異なりますが、FAST 3が7〜8年で、FAST 4、5、6は2〜3年と考えられます。いずれにしてもアルツハイマー病は年単位でゆっくり進行します。認知症の程度について、FAST 4を「軽度」、FAST 5を「中等度」、FAST 6以降を「高度」と呼びます。

超高齢者のアルツハイマー型認知症は、身体疾患やフレイルの影響からこのとおりに経過することはまれですが、若いアルツハイマー型認知症の人は、純粋なアルツハイマー病であることが多いので ▸▸▸p.3　▸▸▸p.43 、よく当てはまるようです。

＊本稿では、「アルツハイマー病」と臨床診断である「アルツハイマー型認知症」を区別して記載しました。

FASTを理解すれば、それぞれのステージに応じて適切な支援ができ、先が予測できるので、先手先手で介護サービスを導入することができます。例えば、FAST4では段取りをつけることが苦手になりますが、1つひとつの行為は行えるので、完全に任せるのではなく、家族の誰かが見守って指示を与えることで、それまで行ってきた家事作業や農作業を継続することができます。

もの忘れに対してホワイトボードを用意する、買い物や病院、郵便局など行先に応じてカバンを用意するなど、代償的方略を考えたり、起床時間や食事時間、散歩に行く時間などを決めて毎日の生活を構造化することで、認知症が進行してからも規則的な生活を保てるように工夫できます。

FAST5では認知症の症状が明らかとなり、入浴を嫌がることも多いので、通所サービスが開始されることが多いようです。更衣動作の様子からFAST6を判断します。

● アルツハイマー病の更衣動作

FAST	更衣の状況	家族の対応
④	更衣に支障なし 同じ服を繰り返し着る 服選びに時間がかかる	援助なし 助言
⑤	気候や状況に合わない服装 セーターや肌着の重ね着 入浴後、脱いだ下着を着る	衣替えを手伝う 洋服を選ぶ 着替えの準備
⑥	着る順番がわからなくなる 着方がわからなくなる	順番に手渡し 一部介助・全介助

アルツハイマー型認知症の場合、更衣動作の変化でFASTが判断できるので、更衣動作は詳細に聴取する

北村立：ADL評価尺度について．老精医誌 2017；28（9）：969-977．より引用

そして、FAST6になると基本的な日常生活動作（activities of daily living：ADL）に介助が必要になり、徐々に身体介護が増えていくので、家族の状況によっては施設入所を考える必要があります。入所前に短期入所介護を試してみるケースも多いです。

もう1つ、FASTを理解することの利点として、アルツハイマー病以外の認知症性疾患を疑えるようになることが挙げられます。例えば特発性正常圧水頭症は、認知症、歩行障害、排泄障害が半年〜1年の経過で亜急性に悪化するので、明らかにFASTと経過が違います。意味性認知症の場合は、更衣や入浴、排泄などは自立しているのに、言葉の意味がわからないのでHDS-Rが3点以下になることもあります。FASTに習熟することで、認知症性疾患の見方が深まります。

5 【多職種による診断後支援】

認知症の診断後は、多職種チームで生活機能全般を評価し、診断後支援を行います。認知症を受け入れながら、患者本人の望む生活を継続していけるようチームで支援します。

　認知症の早期診断が重要なのは、早くから抗認知症薬を飲ませるためではありません。早くから適切な対応をとれば、BPSDが出現しない、出現しても軽症で済む可能性があるからです。

　認知症の人が生きるということをICFモデル（International Classification of Functioning, Disability and Health、国際生活機能分類）を参考に模式化した図を示します。

● 認知症を生きること

● 中段（3つの青ボックス）は、生活機能、すなわち"人が生きる"ことを示しています。「心身機能・構造」は生物学的な、「活動」は個人的な、「参加」は社会的な側面からみた"人"を示しています。

● これらの生活機能に、「環境因子」と「個人因子」がかかわりあって、健康状態がつくられます。

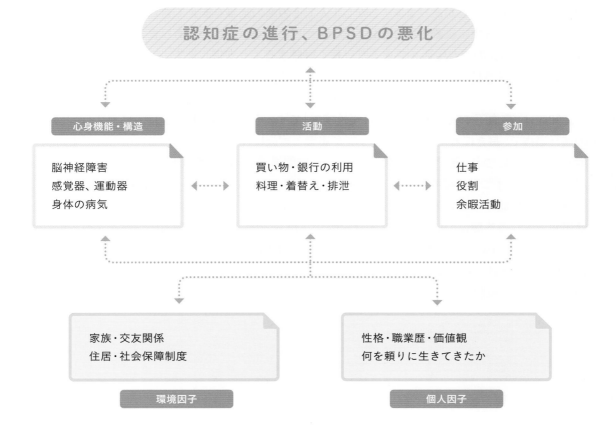

　私たちは、認知症の診断をした後に、その人の生活機能全般を評価する、つまり"生活を診断"します。そして、将来的に認知症が悪化しそうな要因（身体面、環境面、心理面、性格面）について多職種で検討し、必要に応じて、それを修正していきます。

診断後支援の例

● **高齢夫婦世帯で、介護している妻が認知症の夫の行動を1つひとつ注意したり、悲観したりしている場合**
　➡ しばしば経験するケースです。夫婦二人の関係性が悪化しているので、ケアマネジャーや市町の保健師などに介入してもらい、二人の距離を置くことから始めます。訪問看護を行い、認知症の人への対応の仕方を具体的に指導してもよいでしょう ▸▸▸p.92 。家族からは、訪問看護師の接し方から多くが学べるといわれます。

● **総合病院で複数の診療科からたくさんの薬剤を処方されている場合**
　➡ 大きな病院の複数の診療科に通っているケースでは、かかりつけ医に変更できないかを本人や家族と相談します。かかりつけ医に一本化することで、薬剤の処方が整理しやすいこと、紹介状をもらって転医すれば、何かあったときすぐに紹介してもらえること、将来的に通院が難しくなることなどを説明します。
　➡ 服薬管理に問題があるケースは多々あります。訪問看護師、作業療法士、ケアマネジャーらが薬ケースなどを用いて管理の仕方を考えます ▸▸▸p.89 。訪問薬剤指導をお願いすることで解決する場合もあります。

● **忙しくて帰りの遅い息子とふたり暮らしで、寂しい女性患者の場合**
　➡ 個別性の高い生活支援を行うために、看護師や作業療法士が、まず自宅の様子を見に行きます。趣味もなく、友人もいないケースでは、作業療法士の発案により、音声認識人形 ▸▸▸p.128 を勧めたこともあります。

　また、認知症と診断されると、家族はそれまでの生活行為をやめさせて、通所介護サービスに通わせようとすることがあります。しかし1人でその家の家事を支えてきた人や、農作業一筋に生きてきた人から急に役割を取り上げると、BPSDにつながることがあります。家族の不安を受け止めつつ、本人の望む生活をできるだけ長く継続するよう支援します。

　このような多職種による診断後支援こそが、認知症診療の重要な部分です。

　認知症は、高血圧や糖尿病と同様に「慢性疾患」です。そしてBPSDの発症を防ぐには、認知症の進行過程で、長きにわたり専門スタッフが患者と家族に伴走することが必要不可欠です。認知症が進行するにつれ、専門医、ケアマネジャー、訪問看護師、作業療法士、ホームヘルパー（ヘルパー）と、少しずつ伴走者を増やしてゴールをめざすのが、すなわちチーム医療です。

　継続的に通院することで、患者も家族も認知症であることを少しずつ受け入れ、さまざまな生活場面で生じる支障についてアドバイスを受けながら、少しずつ生活障害の理解を深め、患者本人・家族とも上手にこれに対応できる能力を身につけていきます。認知症は、克服しようとするのではなく、受け入れることが大切です。そして、人生終盤の「認知症という生き方」に寄り添うのが、私たちの役割と考えています。

認知症看護の基本

認知症の人の看護では、脳の障害によって起こる認知機能障害だけでなく、脳以外の身体的要因、心理・社会的要因、物理的環境要因によって引き起こされる行動・心理症状（BPSD）のために対応に苦慮する場面がしばしばみられます。

認知症に対する偏見や抵抗感をなくし、認知症の人が安心して治療や介護を受けて、自分らしく生活を続けることができるためには、個々の看護師が認知症の人への理解を深めることが大切です。加えて、認知症の人を受け入れる各施設が、認知症の人にやさしい組織をつくっていくこと、さらには地域で暮らす1人ひとりが、認知症の人をひとりの人として受け入れられる社会を築いていくことが求められます。

【 認知症ケアの歴史 】

悲惨な扱いをされてきた認知症の人の歴史をくり返すことなく、新しいケアの時代をつくりあげていくために、過去を知ることは大切です。私たちは、今、どの時代でケアを行っているでしょうか。認知症の人のケアの変遷は私たちに、現実のケアを見つめ直し、考える機会となります。

日本における認知症を取り巻く状況は、近年大きく変化しています。

1970年代は、「ケアなきケアの時代」と表現されています。認知症の行動・症状に対応できず、「何もわからなくなった人」「何もできない人」「手に負えない人」としてとらえ、①身体拘束、②過剰な薬剤投与、③不適切な言葉かけという、"魔の3ロック"が続いていました。

1980年代に入ると、認知症の人を精神疾患の人としてとらえ、薬物療法をはじめ、さまざまな療法が試みられるようになります。しかし、「ケアの方法を模索し始めた時代」であり、当事者本位ではなくケア提供者側から見た方法論であり、その場その場で対処していくケアでした。

1990年代からは、「認知症の人の権利を大切にしようという実践、言葉や行動の背景にある意味を探ろうとするケア」が始まります。認知症の人を「介護の対象の人」としてとらえ、それまでの生活を継続できるよう、大規模施設ではなく、より家庭的な環境をめざしてグループホームが開設されました。また、その人自身のもてる力を積極的に活用しながら、認知症の人の権利を大切にしようとするケアが行われるようになります。

そして、2000年代に入って、ようやく認知症の人は「ひとりの人」としてとらえられ、本人の意思を尊重し、その人がその人らしく生活していけるようなケアをめざした取り組みが始まっています。

コラム　認知症のケアメソッド

当院でもかつては、認知症の人は皆つなぎ服を着せられ、画一的なケアが行われており、過剰な薬剤投与を受けていた時代もあったと聞きます。しかし、現在ではガイドラインにもとづいた薬物療法が行われており、行動・心理症状（BPSD）の治療に際しても、環境調整や、ケアの工夫を優先するかかわりが当たりまえになっています。そして、「その人らしさ」を大切にし、認知症という疾患ではなく、認知症をもつ「人」をみつめ、その人の生活の質（quality of life：QOL）を高めることを目標とした治療をめざしています。こうした動きは、病院や施設だけにとどまらず、地域全体にも浸透しつつあるのではない

かと感じます。

このように、認知症の人を尊重し、その人の立場に立ったケアが進められるなかで、近年では、さまざまなケアメソッドが導入されている施設も多くあります。代表的なものに、「パーソン・センタード・ケア（PCC）」「バリデーション」「ユマニチュード®」などがありますが、近年では、こうしたケアメソッドを看護教育のカリキュラムに取り入れる学校も出てきており、注目されています。いずれの技法においても、その人を尊重し、認知症の人とのかかわりを大切にしたものです。

【 認知症の人が感じる世界の理解 】

認知症の人を理解するために、本人の話を傾聴することが大切です。
どのように自身の状態を認識し、どのような生活をしていきたいと考えているのか、
想像力をふくらませながらとらえていきましょう。

　認知症疾患に関する知識を得る前に、認知症の人がどのように自分自身の状態を認識しているのか、直接その人の話に耳を傾けることが大切です。当事者でしか理解しえない気持ちや感覚、感情は、医療者はもちろん、家族であっても、他者はその本人の感じている世界を想像することしかできません。

　想像力をふくらませ理解しようと努力することが、認知症の人への理解につながる第一歩です。なぜ、そのような行動をするのか、ケアを受けている認知症の人はどのような気持ちなのか、認知症の人はどのように生活していきたいと考えているのかを、想像してみてください。認知症の人は「何もわからない」わけではなく、自分の感じていること、考えていることをうまく表現することが難しくなっているだけなのです。

　認知症の人は、私たちよりも周囲の様子を観察していますし、相手の反応を敏感に感じています。そして、自分自身の変化に戸惑い、不安を感じながらも、どうしたらよいかを一生懸命考えて生きているのです。

　エピソード　認知症の人が表現する世界をくみ取る

近年では、多くの認知症と診断された当事者が、さまざまなメディアを通じて自分たちの声を届けています。Christine Bryden氏は『私は誰になっていくの？(2003)』『私は私になっていく―認知症とダンスを 改訂新版(2012)』『扉を開く人 クリスティーン・ブライデン(2012)』『認知症とともに生きる私：「絶望」を「希望」に変えた20年(2017)』など、いくつもの著書を執筆し、世界各国で講演も行っています。

彼女は、自分が感じていることを自身の言葉で表現しており、「私たちは今、この瞬間を生きているのです」「認知症の人から言葉は出てきません。表情などから、その人が何を言おうとしているのか、くみ取ってあげてください」と語っています。
私たちが、認知症の人が感じている世界をいかにくみ取ることができるかが、ケアのヒントにつながります。

3【 パーソン・センタード・ケアの実践 】

認知症の疾患・症状の改善ではなく、認知症をもつ「ひとりの人」に焦点をあててケアをすることが
パーソン・センタード・ケアでは大切です。
心理的ニーズを満たすようなケアを行いましょう。

　パーソン・センタード・ケア（parson centerd care：PCC）は、英国の心理学教授である
Kitwoodが提唱したもので、「年齢や健康状態にかかわらず、すべての人びとに価値があること
を認め、尊重し、1人ひとりの個性に応じた取り組みを行い、認知症をもつ人の視点を重視し、人
間関係の重要性を強調したケア」です。認知症という疾患や、それに伴う症状を改善させること
に焦点をあてるのではなく、認知症という疾患をもつ「ひとりの人」に焦点をあててケアをするこ
とが大切です。

　Kitwoodは、愛を中心とした心理的ニーズを示し、その心理的ニーズが満たされているとき、
認知症の人はよい状態でいられると考えました。この心理的ニーズは、パーソンフッド（ひとり
の人として周囲に受け入れられ、尊重されること）を維持するために、誰もがもっているものです
が、私たちは自分自身でそのニーズを満たすように考えて行動することができます。しかし、認
知症の人は脳の障害による影響により、自分自身でこの心理的ニーズを満たすことが難しくなっ
ています。そのため、私たち看護師は、認知症の人の心理的ニーズのうち、満たされていないニー
ズは何かをアセスメントし、そのニーズを満たすことができるようなケアをすることが大切とな
ります。

● 認知症をもつ人がパーソンフッドを維持するための心理的ニーズ

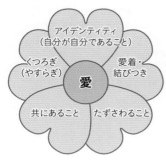

attachment, inclusion, identity, occupation and comfort-as a framework.

英国ブラッドフォード大学認知症ケア研究グループ：パーソンフッドを維持するための積極的な働きかけ（ポジティブ・パーソン・ワーク）とは何か，DCM（認知症ケアマッピング）理念と実践 第8版，認知症介護研究・研修大府センター 編，日本語版 第4版，認知症介護研究・研修大府センター，愛知，2011：28. より引用

認知症の人の「よい状態」と「よくない状態」を知りましょう。
「よくない状態」の人をみたときに、その原因は何かをアセスメントしていきます。

よい状態	よくない状態
● 自分に自信をもっている	● 誰からも相手にされない
● 自己主張を強くできる	● 非常に強い怒りがある
● 身体がリラックスしている	● 深く悲しんでいるときに誰からも相手にされない
● ほかの人たちのニーズに対して敏感	● 不安がある
● ユーモアを返す、ユーモアを使う	● 恐れがある
● 創造的な自己表現をする	● 退屈している
● 喜び、楽しさを表す	● 身体的な苦痛、痛み、不快感がある
● 役に立とう、手伝おうとする（人に何かしてあげようとする）	● 身体が緊張している
● ほかの人との交流を自分から進んで始める	● 動揺している
● 愛情や好意を示す	● 無気力である
● 自尊心を示す	
● さまざまな感情を表現する	

鈴木みずえ監修：認知症の看護・介護に役立つよくわかるパーソン・センタード・ケア．池田書店，東京，2017：39，42. より引用

4 【 包括的なアセスメント 】

認知症の人を全体像でとらえて、認知症だけでなく、
その人のもつ身体的な特徴、健康状態、生活歴、性格、社会心理の5つの要素で
情報を収集していきます。

　認知症の人を理解し、パーソン・センタード・ケア（PCC）を実践するためには、その人を包括的にアセスメントすることが大切です。その人を「よくない状態」にさせている要因は何か、その人の全体像を考えることで見えてくるものがあります。

　認知症の人の言動は、脳の障害に影響されるだけでなく、その人の今まで生きてきた生活習慣や周囲の状況にも影響されます。包括的にアセスメントするためには、「❶認知症による脳の障害」だけでなく、その人のもつ身体的な特徴（高齢者の場合、加齢に伴う変化など）や合併症など「❷身体の健康状態」、今までの「❸生活歴」やその人の「❹性格傾向」、そして、その場の環境（対人・社会的・物理的）といった「❺社会心理（社交）」の5つの要素について情報を収集すると想像しやすいといわれています。先入観をもたずにその人自身に対して関心をもち、情報収集することがアセスメントにつながります。

● パーソン・センタード・ケアモデルの5つの要素と心理的ニーズ、BPSDとの関係

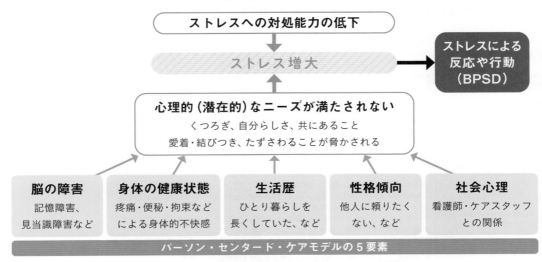

鈴木みずえ, 酒井郁子編：パーソン・センタード・ケアでひらく認知症看護の扉. 南江堂, 東京, 2018：xiv. より引用

包括的にアセスメントするためには、看護師だけでなく、医師やその他の多職種でさまざまな視点から意見を出し合うことで、お互いが知りえなかった情報が得られ、アセスメントの手がかりがつかめることもあります。各職種が異なる見方をしていては、治療やケアの目標がずれてしまうことがあります。アセスメントした内容や目標を、多職種のチームで共有することが大切です。

5 【組織での体制づくり】

認知症の人へのケアの質を確保するために、組織的に体制づくりをすることが大切です。
パーソン・センタード・ケアを組織で実践できているか振り返るために、
VIPSフレームワークを用いて検討することもよいでしょう。

　個々の看護師が認知症の人への理解を深めることは大切ですが、病院や施設といった組織全体がどのように認知症の人を受け入れるのか、体制を構築することも重要です。

　2006年から認知症看護認定看護師の認定が始まり、認知症ケア加算などの診療報酬が導入されるようになり、2016年には日本老年看護学会により「急性期病院において認知症高齢者を擁護する」立場表明が出されました。このような流れのなか、一般病院（急性期病院）などにおいても、認知症の人が適切な治療や検査を受けることができるよう、ケアの質が高まっています。

　しかし、認知症の人に対して安全に見守りができる体制の整備や、せん妄予防の対策のために時間を割かなければならない現状に、スタッフが疲弊してしまうこともあります。組織としても、認知症の人への医療やケアの質を確保できるような体制を構築していくことが望まれます。

　Brooker[1]は、パーソン・センタード・ケア（PCC）に必要な4つの要素として、「V.I.P.S」という4つの要素を提唱しました。「VIPSフレームワーク」により、これらの要素をどの程度実践できているか、組織の現状を振り返ることができます。振り返りを行いながら検討することで、PCCをより向上させるための具体的な手がかりを見つけることができるかもしれません。

● VIPSの4要素

VIPS4要素	組織介入における VIPS フレームワークの概要
V Valuing people 人々の価値を認めること	価値を認める：サービスユーザーとスタッフの価値を認める (Valuing people：valuing service user and service staff) ▶組織は、スタッフの熟練したトレーニングと能力開発をサポートし、ユーザーのニーズを満たすようにケアを提供する
I Individualized care 個人の独自性を尊重すること	個別ケア：ユーザーを個人として扱い、個々のケアプランを立てて定期的に評価する (Individualized care：treating people as individuals) ▶スタッフはユーザーの生活史を理解し、ニーズと能力を満たすためにさまざまなアクティビティを用いて援助する
P Personal perspectives その人の視点に立つこと	個人的視点：認知症の人の視点から世界を見る (Personal perspective：looking at world from perspective of person with dementia) ▶ユーザーは、日常的に好み、同意、意見を求められる ▶スタッフは、ユーザーの立場に身を置き、自分の視点から決定について考える能力を示す ▶騒音、温度などの環境は、ユーザーが安心できるよう日常的に管理されている ▶痛みの評価など認知症をもつ人の身体的健康に十分な注意を払い、個人の権利は保護される
S Social environment 相互に支え合う社会的環境を提供すること	社会環境：スタッフ／サービスユーザーの関係を含む人間関係全体の環境 (Social environment：the total human relationship environment, including staff/service user relationships) ▶スタッフは、すべてのユーザーが会話に参加できるように支援し、認知機能・精神的機能にかかわらず、他のユーザーとの関係構築を支援する ▶ユーザーはスタッフに敬意をもって扱われる ▶ユーザーには快適さの雰囲気があり、恐れは真剣に受け止められ、精神的苦痛のなかで長期間1人にされることはない ▶スタッフは、認知機能障害のあるユーザーを含むユーザーが、自分のケアや日常生活動作（ADL）に積極的に取り組み、感情のないオブジェクトとして扱わないよう支援する ▶地域の施設を利用し、地域の人びととの定期訪問を奨励している

猪飼やす子：認知症高齢者へのPCCによる組織からの介入は生活の質を向上する. 今はこうする ケアの根拠, 林直子編, 照林社, 東京, 2022：116. より引用

文献
　1）ドーン・ブルッカー, イザベル・レイサム：よいケア文化の土壌をつくる VIPIですすめるパーソン・センタード・ケア第2版. クリエイツかもがわ, 京都, 2021.

IDEA NOTE

[アイデアノート]

認知症の人の
日常生活援助

1 【 食事のケア 】

認知症の人は、さまざまな理由で食事摂取に支障をきたすことがよくみられます。
食事に関連する問題がどのようにして生じているのかを、正しくアセスメントし、
医師や栄養士など多職種と連携しながら、かかわっていくことが大切です。

必ずおさえる！

● **疾患による特徴を理解する**

>>> アルツハイマー型認知症では、中期以降に注意障害や失認、失行により摂食困難が生じます。レビー小体型認知症では、幻視や認知の変動などの症状や、自律神経障害により比較的早い段階から嚥下障害が生じる場合もあります。

● **食事摂取状況をよく観察し、問題を明確にする**

>>> 認知症の人の食事に関連する問題には、摂食困難、拒食、過食、嚥下困難などがあります。まずは、その人の食事の様子をよく観察し、どのような問題が生じているのかを明らかにします。

● **その人が食事をしやすい環境を整える**

>>> 認知症の人の食事摂取には、環境要因が多くかかわっている場合があります。食事に集中できない環境や周囲の人との関係性など、その人にとって心地よい食事の環境を整えます。

● **その人の思いに焦点をあてる**

>>> 食事の際には、「おいしそう」「食べたい」という意欲も大切です。盛り付けや食器を工夫したり、「食べたい」と思ってもらえるような声かけをしましょう（例えば、「今日は冬至なので、カボチャが出ていますよ。甘くておいしそうですね」など）。

● **本人のもてる力を見守る**

>>> 食事は自分のペースで、自分の好きな食べ方で食べたい、と思うのは誰でもあることです。食べこぼしが目立ったり、注意障害により食事に集中できなかったり、箸やスプーンなど食器をうまく使えていなかったり、1つの皿だけを食べ続けるなどの行動をみたときに、介助したくなる気持ちが出てきます。しかし、急かしたり、食べこぼしや食べ方を注意することは、注意障害がある認知症の人にとって、食事に集中できなくなるだけでなく、その人の自尊心を傷つけ、食事に向かう意欲を損なうこともあります。なるべく自分で食べることができるよう、見守ることも大切です。

● **身体的要因の有無を確認する**

>>> 便秘などの身体的要因があったときでも、認知症の人は自らその症状を訴えることが難しい場合もあります。義歯が合わない場合や、歯周病などが原因で、口腔内環境が悪くなることでも食欲が低下します。食欲低下や拒食などがみられた場合は、まずは身体的な要因はないかをアセスメントすることが重要です。口腔環境の維持向上 ▸▸▸p.23 は、食事摂取状況の改善だけでなく、誤嚥性肺炎の防止にもなるため、認知症の人のQOLの向上にもつながっていきます。

● 認知症の人の食行動の問題に影響を与えるさまざまな側面

生物学的側面	● 原因疾患の種類 ● 認知症の重症度 ● 認知機能障害の種類と程度 ● 身体機能、並存身体疾患の有無と種類 ● 服薬状況
心理学的側面	● 行動・心理症状の有無、その程度 ● 介護体制 ・家庭介護か施設介護か ・介護者との関係性、病気の理解度、協力体制
社会的側面	● 食文化や食習慣 ● 経済状況

品川俊一郎：認知症患者の食の問題について考える．高次脳機能研究 2021；41（3）：28．より引用

こんなときは医師に報告！

◎抗認知症薬の副作用には、食欲不振や悪心、下痢などがみられるものもあります。内服薬を変更・増量した際に、食事量が減るなどの変化があったときには医師に相談します。

◎高齢者は、筋肉量の減少や腎機能低下などの影響で脱水に陥りやすいことがあります。また、高齢者は口渇を感じにくいことや不調を訴えることが難しい場合もあるため、食事や水分量が極端に少ないときには、医師に報告します。

● 食欲に影響しやすい薬（一例）

コリン分解酵素阻害薬	● 副作用として、食欲不振や悪心が報告されている ▸▸▸p.6
抗精神病薬 クエチアピン リスペリドン バルプロ酸ナトリウム など	● 行動・心理症状（BPSD）の治療として使用される場合もある ● 副作用として、嚥下・咳嗽反射の低下を生じ、誤飲の原因となる ▸▸▸p.8

> これらの薬剤を使用している場合には、食事摂取量や摂取状況（食べ方、むせの有無など）を観察していくことが大切

家族に伝えること

◎認知症の人の食事に関連した問題には、今までの食習慣なども影響を及ぼします。その人の嗜好や食事の習慣について、家族から情報を得ておくと理解に役立ちます。

◎今まで普通食を食べていた人が、ソフト食などに変更になったときには、「食べられなくなったのか」と心配される家族もいます。嚥下機能低下のため食種を変更したときには、その理由を伝えて理解を求めるように努めます。

IDEA NOTE

❶ 日常生活援助

❷ BPSDのとらえ方とケア

❸ リハビリテーション

❹ 在宅支援

❺ 地域で支えるための支援

❻ ケアマネジメント

❼ 身体拘束

❽ 意思決定支援

食事のケアのコツ

>>> 食べ始めのきっかけをつくる

失行があると、使い慣れているはずの道具が使えなくなります。箸を持ってもらい、動作を一緒に行うことで、手続き記憶から食べ始めることができます。その人の認知機能低下の程度により、個々に食べ始めるきっかけをつくることが大切です。

>>> 配置を工夫する

右の頭頂葉後方の障害（左半側空間失認〈無視〉）の影響で、左側の物体に気づかず、食事の皿の左側半分を残してしまうことがあります。右側に食器をまとめる、さりげなく食器を動かすなど、配置を工夫します。

● **左半側空間失認の場合の見え方**

健常の場合
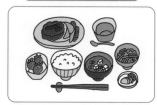
▶▶▶
左半側空間失認の場合
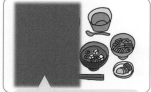
左側の物体に気づかない

こんなとき どうする？

● **食事を食べ始めないとき**

失認があると、食事を認識できなくなるときがあります。茶碗のフタが閉まっているお膳を配膳したとき、その状態で自分からフタをとって箸やスプーンを持ち、食べ始めることができるのか、確認しましょう。

フタを外して「今日の食事は〇〇ですよ」と声をかけ、食事であることの認識を促します。

● **食事に集中できないとき**

前頭側頭型認知症や中等度以降のアルツハイマー型認知症では、注意障害が目立つことがあり、食事に集中できずに、食事の途中でも中断してしまうことがあります。食事に集中できる環境を整えましょう。
テレビがついているとテレビに注意が向いてしまい、食事の手が止まってしまう場合や、周囲の人の動きが気になってしまうときには、カーテンなどを活用し、静かな場所をつくります。

看護師が気にかけて「ちゃんと食べてますか？」などの声かけをすることで、かえって注意が反れて食事動作が止まってしまい、中断してしまうこともあります。注意障害のある人には不用意に声かけをせずに見守りましょう。

● **手づかみで食べるとき**

失行があると、使い慣れているはずの道具が使えなくなります。失行だけでなく、レビー小体型認知症で手指振戦があると、細かな動作が困難になり、うまく箸でつまめない、

認知症の人の食べたいという気持ちを大切にし、注意や指摘をしないようにしましょう。

スプーンですくえない、口までうまく持っていくことができず、手づかみで食べ始めてしまうこともあります。本人の動きに合わせて皿を動かすなど、さりげなく手助けをします。滑りにくい食器や、すくいやすい食器も有用です。

● 食べ物ではないものを口にするとき

失認があると、食べ物を認識することが難しくなるため、食べ物ではない物を食べ物と誤って認識してしまい、口に入れてしまうことがあります（異食）。
味覚障害があると、口に入れたものの味もわからず、判断力や理解力が低下していると、そのまま飲み込んでしまう場合もあります。異食がみられる場合には、周囲に食べ物と誤認しやすいものを置かないなどの工夫が必要です。
また、満腹感や空腹感を感じる脳の障害により、空腹が異食につながる場合もあります。間食や食事の1回量を減らして回数を増やすなど、空腹感への配慮が必要です。

異食があるために行動を抑制することは、その人のストレスを増強させ、行動がエスカレートしてしまう要因となります。できるだけ、その人の行動を観察しながら、別の活動で気を紛らわせることができるようにしましょう。

● 食事を拒否するとき

拒食は本人が「食べたくない」と意思を示している状態です。なぜ食べたくないのか、その理由を聞き、受け止めます。認知症の人によっては、その食事が自分のために準備されたものかどうか理解できず、手をつけられないこともあります。また、代金を気にして「お金を払ってないから、食べられない」と言う人もいます。その人の気持ちも聞きながら、丁寧な説明が必要です。拒食はうつ病の症状でもあるので、うつ状態には注意します ›››p.55。

エピソード　家族の食事が気になり、食事を拒否していた事例

Aさんは、息子さんとふたり暮らしで今までは息子さんの食事はすべてAさんが作っていました。認知症が進行して施設に入所することになりましたが、食事の際にはいつもふさぎ込んだ様子で、自分の食事に手をつけませんでした。話を聞くと、Aさんは「息子が食事を食べているのか心配。私が作ってあげないと…。」と話します。Aさんは息子さんが食事をしているのかが気がかりで、自分だけ食べるわけにはいかないと思っていたようです。
そこで、息子さんに電話で話をしてもらい、休日には差し入れを持ってきて一緒に食事をすることで、Aさんは安心して食べることができるようになりました。

豆知識　認知症の人の口腔ケア

認知症の人は、疾患の進行とともに、失行や失認といった症状により歯みがきや義歯管理を自ら行う能力が低下していきます。さらに、意欲の低下や理解力の低下、集中力の低下などにより、口腔ケアへの協力を得ることも難しくなると、口腔環境は悪化していきます。
患者の食事の様子を観察すると、食べ物を口に入れて顔をしかめるといった様子がみられ、口腔内を確認すると大きな口内炎ができていた人もいます。合わなくなった義歯が、口を開けるたびに外れて食べにくく、途中で食事をやめてしまう人もいます。食事のケアをしながら、口腔内の疼痛や違和感がないかを観察していくことも大切です。
口腔ケアに対する拒否は、頻繁にみられます。まずは、拒否する思いを聞きながら、その人に合ったケアの方法を取り入れていきましょう。

その人の状態に合わせて、ケアの方法を変えて促すことが大切

レビー小体型認知症の場合	● 認知の変動があるため、そのときの状態に合わせて、よいときに促すと応じてくれる場合もある
口腔内に疼痛がある場合	● やわらかいスポンジなど、口腔ケアの道具を変更する ● 痛みを取り除くための処置を医師と相談する
進行したアルツハイマー型認知症の場合	● 指示されるとできないが、自動的な動作はできることがある ● 横で「歯みがきしてください」と指示しても、余計に混乱して何をしてよいかわからなくなるが、実際に洗面所に行き歯ブラシを渡せば、自動的にできることもある ● 口頭での説明よりも、ジェスチャーや図を示すことで理解が得やすくなる ›››p.66

文献
1）山田律子：食事．日本看護協会編，認知症ケアガイドブック，照林社，東京，2016：132．

IDEA NOTE

❶ 日常生活援助

❷ BPSDのとらえ方とケア

❸ リハビリテーション

❹ 在宅支援

❺ 地域で支えるための支援

❻ ケアマネジメント

❼ 身体拘束

❽ 意思決定支援

2【 排泄のケア 】

高齢者は老化とともに、少なからず排泄の問題が生じてきます。認知症の人も疾患の進行に合わせて、排泄場面での障害がみられるようになるので、その人の排泄に関する障害が生じる要因を考えてケアを行います。排泄は個人にとって特にプライベートなことであり、その人の自尊心に十分に配慮したケアが大切です。

必 ず お さ え る ！

● **認知症の人にみられる排尿障害の多くは機能性尿失禁**

　>>> 排泄場面には、さまざまな段階があります。その排泄行動のどこの場面で障害が起こっているのかをアセスメントします ▸▸▸p.84 。

● **排泄障害が BPSD の要因となる**

　>>> 排泄障害による苦痛や不快感から、BPSDやせん妄が引き起こされることがあります。認知症の人が抱える訴えることができない不快感に気づき、対応することにより、防ぐことができます。

● **安易に下剤やおむつを使用せず、できる限り、自然な排泄を促す**

　>>> 便秘のために使用する下剤などは、腸を刺激し不快感を伴うとともに、習慣性がつきやすいものもあります。また、おむつ内での失禁も、不快感や湿潤による皮膚トラブルの原因にもなります。安易におむつを着用し、排泄誘導を行わないと日常生活動作（ADL）の低下も招きます。自然な排泄は、認知症の人の生活の質（QOL）の向上にもつながることを意識してかかわりましょう。

● **排泄の問題を考えるとき、誰にとっての問題なのかを考え直す**

　>>> ケアをする側が、排泄に関する行動障害といわれるものに悩まされるという意見が多く聞かれます。それは、ケアをする側が「困る」「面倒」「不潔」といった感情から負担に感じていることではないでしょうか。ケアをする側の視点でなく、本人の視点で行動を考えてみると「行動障害」といわれているものが、その人にとってのADLの一部が間違ってしまっただけであるととらえることができます。

こんなときは医師に報告！

◎認知症の人は、本人が気づかないうちに深刻な尿閉や便秘になっていることがあります。排尿が確認できないときや便秘が続くときには医師に相談します。
◎認知症（特にレビー小体型認知症）の場合には、過活動膀胱による頻尿も高頻度でみられます。何度も

トイレに行きたいと訴えるときなどは、簡易的に残尿を測定できる機器を用いて残尿測定などを行い、医師に相談します。適切な薬物療法を行うことで改善する場合もあります。
◎排泄ケアを通じて、排泄物の性状を観察し、脱水

の有無や感染性腸疾患などが疑われる際にも医師に報告し、不調の早期発見につなげます。

便の性状はブリストルスケール →p.84 などの客観的なスケールを活用することで、下剤の調整だけでなく、全身状態をアセスメントするためにも役立ちます。

IDEA NOTE

❶ 日常生活援助

❷ BPSDのとらえ方とケア

❸ リハビリテーション

❹ 在宅支援

❺ 地域で支えるための支援

❻ ケアマネジメント

❼ 身体拘束

❽ 意思決定支援

● 簡易的に残尿を測定できる機器 (一例)

膀胱用超音波画像診断装置

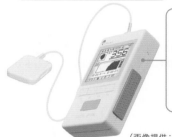

簡易的な残尿測定器を用いることにより、導尿などの侵襲を伴わずに残尿が測定でき、医師に報告する際のめやすとなる

(画像提供：株式会社リリアム大塚)

家族に伝えること

◎家で、どのようなトイレを使用していたのか(和式、洋式、小便器) など、排泄習慣について家族から情報収集を行い、ケアに生かしていきます。

排泄ケアのコツ

>>> 認知症の人が抱える不快感に気づき、対応する

認知症の人は便秘をしていても、自身ではそれに気づきにくく、漠然とした不快感としてとらえます。その不快感を言葉で伝えることが困難なため、解決できない不快感や苦痛と、それに気づいてもらえないことによるストレスが、BPSDにつながってしまいます。

● 排泄ケアのチェックポイント

☑ **尿意や便意はあるか**

>>> 認知症の人は尿意や便意をうまく表現できないこともあるので、そわそわと落ち着かない様子や、衣類や陰部を触る行為といった排泄のサインを見逃さずにケアにつなげましょう。

☑ **トイレを認識できているのか**

>>> 見当識障害がみられると、慣れない場所でトイレを探すことが難しくなります。見えやすい場所に、わかりやすい言葉で示します。

>>> トイレを見ても排泄の場所として認識できない、あるいは、失語があればトイレという言葉の意味が理解できない場合、失行があると、トイレの使い方がわからないということがあります。本人の使い慣れた言葉で言い換える (例えば「便所」「おしっこ」)、図を用いて示す、ジェスチャーで示すことで認識しやすくなります。

☑ **トイレ動作が可能なのか**

>>> 失行により衣類を上げ下げする動作が困難となったり、できていたとしても十分に衣類を下げずに排泄してしまい、衣類を汚すといった失敗もあります。

>>> 空間認知障害があると、ものの位置関係が視覚的につかめず、適切な位置でトイレに座れなかったりして失敗することもあります。

>>> 排泄の失敗は自尊心を傷つけ、本人の意欲の低下にもつながります。できるだけ本人が自分でできるよう衣類を調整する、トイレの位置がわかりやすいよう色をつける、などの工夫をします。

☑ **一連の動作ができるのか**

>>> 実行機能障害があると、トイレに行っても一連の動作を順序だてて行うことができなくなります。トイレで何もせずに立っている場合などは、1つひとつの動作を示してあげると、できることがあります。

こんなとき　どうする?

● トイレ以外の場所で排泄してしまうとき

トイレの場所がわからない、トイレが認識できないと、トイレ以外の場所で排泄してしまうことがあります。本人の行動パターンを観察し、トイレに誘導する、ベッドサイドのわかりやすい位置にポータブルトイレを設置するなどの工夫をします。

● おむつを外してしまう

失禁したおむつを触って外してしまうことがあります。衣類が汚れるために、パッドを安易に重ねて使用したりすることは、本人の不快感を増長させるだけとなります。排泄のパターンを把握し、早めに交換しましょう。

● トイレ誘導を嫌がる、おむつ交換を拒否する

排泄はプライベートな行為です。大きな声で誘導したりせず、本人に聞こえる程度の大きさで声かけをします。断られたら、いったんは引き下がり、時間をおいて促すことも必要です。レビー小体型認知症の場合、認知の変動がみられます。その人の様子をよく観察し、よい状態のときに促していきます。

リハビリテーションや食事の前後などをきっかけに声をかけると、習慣になり、その人のパターンをつくりやすくなります。

失禁しても濡れていることに気づけないと、衣類やおむつの交換を拒否することがあります。また、気づいていても動くのが億劫であったり、痛みがあって動きたくないこともあります。実際に濡れているところを触ってもらい、意識してもらうと、「冷たいね」と自分で気づき、応じてくれることもあります。

痛みがあるときには、鎮痛薬の使用などで痛みをコントロールすることも大切です。

本人の羞恥心に配慮し、衣類を広げるのも最小限にしたり、希望があれば同性の介護者が対応します。

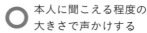

❌ 他の人のいる前で、大きな声で誘導する　　⭕ 本人に聞こえる程度の大きさで声かけする

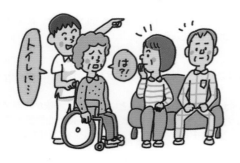
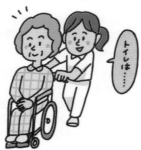

エピソード　排泄ケアを日常生活全般への意欲につなげるかかわり

「入院すると、排泄のADLが低下するから、自宅に帰ってからの介護が大変だ」という話を訪問看護師から聞いたことがあります。特に病院では、治療優先となりがちで、治療のための安静などから筋力も低下し、ADL全般が低下することもあります。しかし、じつは私たちのケアの仕方がその人のADLを低下させるだけでなく、日常生活全般の意欲も低下させてしまうこともあります。

Aさんは認知症の人でしたが、もともとは地域の役員なども務めており、社交的な面もありました。しかし、入院後、病状が安定してから無為に過ごし、食事摂取量も減少していきました。

Aさんに「何かしたいことはないですか？」と聞くと、「自分でトイレに行きたい」と話します。筋力低下があり、つかまり立ちは可能でしたが、立位は不安定で、尿意もあいまいであったため、失禁も多く、排泄ケアは「トイレ誘導」ではなく、「おむつ交換」となっていました。

しかし、本人の希望に添えるよう、トイレに移乗してみることをくり返しました。最初はトイレに行っても、うまく立ち上がれずにあきらめていましたが、毎日くり返すことでトイレに移乗できるようになりました。失禁は多いものの、トイレに座るという動作ができることが増えてくると、それが本人の満足や意欲の向上につながり、排泄だけでなく、他の活力にも影響していきました。食事摂取量も増加し、病棟内で行われたレクリエーションでは積極的に参加し、笑顔もみられ、日常生活全般に活気がみられるようになっていきました。Aさんはその後も、自宅退院をめざして、積極的にリハビリテーションに取り組んでいます。

排泄は毎日行われる動作であるからこそ、看護師も継続してかかわれる機会でもあります。毎日の排泄ケアを「排泄」だけにとらわれずに、その人とかかわるよい機会であるととらえ、認知症の人のできる力を活かしたケアにつなげていきたいものです。

❶ 日常生活援助
❷ BPSDのとらえ方とケア
❸ リハビリテーション
❹ 在宅支援
❺ 地域で支えるための支援
❻ ケアマネジメント
❼ 身体拘束
❽ 意思決定支援

3 【 清潔のケア 】

認知症の人は記憶障害から入浴することを忘れる、失認や失行が生じると、汚れていることに
気づけない、あるいは、入浴行動がうまくできないことがあります。
複雑な入浴行動や身なりを整える行動が億劫になり、主体的に清潔を保つことが難しくなり、
清潔ケアを拒む場面もみられます。自ら行動できなくてもできる動作はあるので、
その人の生活習慣を理解し、QOLの向上をめざしたケアにつなげます。

必 ず お さ え る ！

- **その人の清潔に関する習慣を大切にする**
  >>> 入浴や整容は、その人の生活習慣に影響されます。例えば、毎日入浴をする人もいれば、いつも
  シャワーで済ませる人もいます。認知症の人の場合、記憶障害や見当識障害により状況の理解
  が困難になると、いつもは夜にする入浴を昼間に促されても、「夜に入るから」と拒否されることも
  あるでしょう。生活習慣を知り、ケアに生かしましょう。

- **その人のできる行動はしてもらう**
  >>> 認知症の疾患による失認や失行により、入浴時の洗体や洗髪、ひげ剃りの使い方がわからない、
  適切に衣類を着ることができないなどの状況があります。しかし、すべての行動ができなくなるわけ
  ではないので、本人のやる気と希望に応じて、できる動作はしてもらうようにします。

こんなときは医師に報告！

◎入浴時などの清潔ケアは、全身状態を観察できる
機会です。高齢者では皮膚が乾燥し、掻痒感が生じ
ますが、自分では気づかないうちに血が出るほど掻い
てしまっていることもあります。さらに掻痒感は、夜
間の睡眠障害や不快感をともない、それをうまく訴え
ることができないとBPSDへと発展してしまう場合
もあります。
◎どこかで打撲をしていても、記憶障害からけがを忘
れてしまっていることもあります。
◎皮膚状態を観察し、異常があれば医師に報告、診
察を依頼することで、疾患の早期発見や認知症の人
のQOL向上につながります。

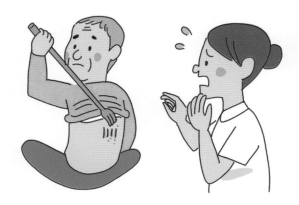

IDEA NOTE

❶ 日常生活援助

❷ BPSDのとらえ方とケア

❸ リハビリテーション

❹ 在宅支援

❺ 地域で支えるための支援

❻ ケアマネジメント

❼ 身体拘束

❽ 意思決定支援

家族に伝えること

◎今までの生活習慣について、家族から情報収集をしておきます。衣類を選択する際にも本人が好んでいた衣類、肌着や腹巻など、いつも身に着けていた物を使えるように持ってきてもらうよう伝えます。

清潔ケアのコツ

>>> 実際の浴室を見てもらったり、図を見せて説明する

「入浴の時間です」「お風呂に入りましょう」という言葉だけでは、伝わらないときがあります。難聴があれば聞き取れなかったり、失語があれば「お風呂」の意味が理解できないことがあるからです。

声かけをしたときの認知症の人の反応をみて、理解されているのかを確認し、一緒に浴室まで行ってみると、「ああ、風呂か」と納得されることもあります。

>>> その人の入浴習慣を理解する

病院や施設では、日中に入浴してもらうことになるので、生活習慣から「夜に入るから」と断られる場合もあります。自宅と異なり、病院や施設では入浴時間はケアを行うスタッフ側の都合で決められていることを自覚し、こちらの都合に合わせていただく気持ちをもって説明することが必要です。「入浴の時間だから、入ってください」という姿勢では、相手の気持ちを損ねてしまいます。

>>> プライバシーや羞恥心に十分配慮する

家族以外の知らない人に裸を見られる行為に羞恥心が伴うため、「恥ずかしいから嫌」と介助を拒むことは十分理解できます。タオルで隠すことができるように準備するなど、プライバシーには十分に配慮するとともに、普段からその人との信頼関係を築くようにし、なじみの関係性をつくることもケアを受け入れてもらうためには必要です。

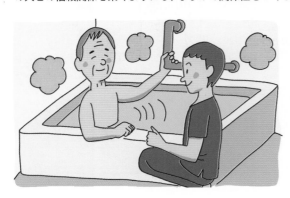

希望によっては、同性のスタッフが対応することも考慮するなど、柔軟な体制がとれるとよいでしょう。

>>> 嫌な思いをしないよう、無理強いは避ける

認知症の人は記憶障害により、そのできごとを忘れたとしても「不快」「怖い」と感じた情動は残りやすいといわれています。「快」「不快」といった情動は扁桃体が関連しており、海馬にその情報が伝わります。アルツハイマー型認知症では、この海馬が萎縮するといわれていますが、くり返される強い刺激はシナプス伝達の長期増強（long-term potentiation：LTP）となり、記憶に残りやすいためです。

入浴時に不快な思いをした情動は、入浴で得られた「快」の刺激よりも強く残ってしまい、細かな場面が思い出せなくても、浴室を見ると嫌な気持ちになり逃げだしたくなる、介助者を見ると不快な気持ちになって拒否をする、といった反応につながりやすくなります。

その人の意思を尊重して、まったく入浴しないことも問題ですが、入浴（洗体、洗髪、更衣）といったすべてを一度に行おうとするのではなく、足浴だけでも、更衣だけでも、と一部介助を少しずつ増やしていく工夫をし、「不快」ではなく「快」の刺激を強めていくことが大切です。

清潔ケアについて、ここを確認

● **その人のできるADLを確認する**

　➡認知症の人は失行などにより、今まで使い慣れていた道具を使えないこともあります。その人がどこまでの動作ができるのかは、日々のケアのなかでしか確認できません。

　➡例えば、ひげ剃りを置いてあっても、それがひげを剃るための道具であることがわからないと使えません。手渡しても、使い方がわからないと電源が入れられずに持ったまま見回すだけ、電源を入れずに顔に当てることもあります。しかし、ひげを剃る道具であることがわかるように、ジェスチャーをして見せることで理解しやすくなります。

● **その人のペースに合わせてケアを行う**

　➡自分のペースで服を着たい人もいます。その人のできる動作をみつけ、それをさりげなく手伝うようなケアが大切です。よかれと思って手を出すと、混乱を招くこともあります。

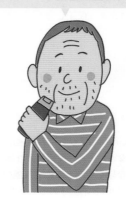

電源を入れてあげると、自分で剃ることができる場合もあります

エピソード　いつものやり方を手伝う気持ちで

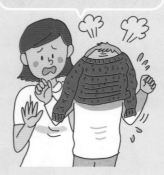

着替えは、さりげなく手伝うように

入浴後に、Aさんが衣服を着ようとしてズボンの裾に腕を通そうとしていました。それを見た看護師は、「Aさんは着衣失行があって、自分では衣服を着ることができないから手伝おう」と思い、腕を通していたズボンを預かり、「服を着ましょう」と声をかけて、上着を頭から通しました。するとAさんが「何をするんや！」と急に怒りだしました。Aさんは上着を着るときは、腕を通してから頭を通すやり方で着用する習慣だったのです。それを頭から通されたので、何をされているのかがわからなくなり混乱し、怒り出したと思われます。

認知症の人は、普段から行っている動作であれば、自分でできることもありますが、違うやり方をされると混乱します。服の着方ひとつであっても、その人に応じたケアがあります。

こんなとき　どうする？

● 入浴を拒否する

まずは、拒否する理由を聞いて考えましょう。「入浴」「お風呂」という言葉が認識できていない場合もあります。意味性認知症などで失語がある場合には、単語とその意味がつながらないことがあります。言葉だけを聞いてイメージできないため「何をするのかわからないから嫌だ」と拒否につながります。図を用いて説明したり、一緒に浴室をのぞいてみるのもよいでしょう。タオルや洗面器など、入浴に使用する小物（その人のなじみのあるもの）を見せるのも理解を助けます。

実行機能障害などがあると、一連の動作が難しくなり、入浴が億劫になることもあります。着替えを一緒に準備したり、1つひとつの動作をその人のペースに合わせて介助するなど、嫌な思いをもたないようにすることも大切です。入浴は、清潔を保持するという目的だけでなく、快の刺激を得られるものであるととらえて、声かけや介助をしましょう。

4 【服薬管理】

認知症の人は認知症に対してだけでなく、身体合併症治療のために複数の処方を受けています。
処方される薬の数が増えると、副作用を起こしやすくなる点で注意が必要となるほか、
服薬拒否や飲み忘れの問題など、服薬管理が必要不可欠となる場合が多いです。

必ずおさえる！

● 認知症の人は多くの薬を服用している

>>> 認知症の高齢者は、複数の疾患を合併していることが多く、疾患の数だけ処方される薬も多くなります。60歳を超えると7種類以上の薬を服用している人の割合も多く、75歳以上では4人に1人となっています。これに抗認知症薬を加えると、さらに薬の数が増えます。

● 年齢層別・1人の患者が1か月に1つの薬局で受け取る薬の種類数

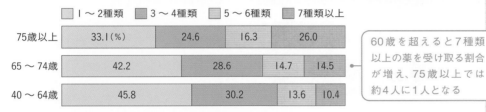

	1〜2種類	3〜4種類	5〜6種類	7種類以上
75歳以上	33.1(%)	24.6	16.3	26.0
65〜74歳	42.2	28.6	14.7	14.5
40〜64歳	45.8	30.2	13.6	10.4

60歳を超えると7種類以上の薬を受け取る割合が増え、75歳以上では約4人に1人となる

厚生労働省：薬剤の使用状況. 平成26年社会医療診療行為別調査の概況, 2014：19.
https://www.mhlw.go.jp/toukei/saikin/hw/sinryo/tyosa14/（2023.10.10.アクセス）より引用

● 認知症の人では副作用のリスクが高い

>>> 高齢者では、肝臓や腎臓の機能が加齢に伴い低下しているため、薬が代謝されるまで身体に留まっている状態になります。また、体内の水分割合が減少して脂肪が多くなるため、脂肪に溶ける薬が身体のなかに停滞しやすくなります。その結果、薬が効きすぎたり、作用時間が長くなりすぎて、副作用も多く、長時間出現することになります。

● 散剤と錠剤のどちらを好むか、十分に確認する

>>> 認知症の人が服薬する際に、「粉は苦いので、飲みにくい」「玉は飲みにくいので、粉のほうがよい」と、大きく分けて2パターンの反応があります。当院では、意思を確認できる患者には、剤形の希望を必ず確認しています。そして、必要に応じてオブラートを使用したり、大きめの錠剤になる場合は、投与量を変えずに、錠剤の大きさを変更する、錠剤と散剤を別々に服用してもらうなど、工夫をしています。
散剤を好んでいるが、どうしても錠剤でしか処方できない薬に関しては、1錠ずつゆっくりと服用してもらいます。そうしていると、本来は散剤を好んでいた人が錠剤を好むようになることもあります。
内服薬の剤型に関しては、できる限り本人の希望に沿えるようにしましょう。

IDEA NOTE

❶ 日常生活援助

❷ BPSDのとらえ方とケア

❸ リハビリテーション

❹ 在宅支援

❺ 地域で支えるための支援

❻ ケアマネジメント

❼ 身体拘束

❽ 意思決定支援

こんなときは医師に報告！

これまで服薬を行ってきたが、最近錠剤が口のなかに残るようになってきた

◎服薬コンプライアンスだけでなく、認知症の進行や身体症状の悪化により、嚥下能力が低下していくことによる服薬の困難さが考えられます。錠剤から散剤、貼付剤などに変更を検討してもらえるように、すみやかに医師に報告するとよいでしょう。

◎口内溶解錠のＤ錠やOD錠は口腔内で唾液だけですぐ溶けます。

「薬を飲むと気持ちが悪くなるので飲まない」と訴えた場合

◎最初に考えられるのは薬剤の副作用です。また、新たな病気の可能性も考えられます。以前と比較して血液検査データなどで変化がないか、確認する必要があります。そのほか、服用している薬剤に変化がないのに、薬剤に関して言動の変化があった場合は、すぐに医師に報告しましょう。

豆知識　服薬の「アドヒアランス」と「コンプライアンス」、違いは何？

アドヒアランスとコンプライアンスのどちらも、「治療を受ける」という行為においては同じです。これらの決定的な違いは、「治療を受ける」という行為に対し、患者の意思がかかわっているかどうかという点です。コンプライアンスは医療スタッフから患者への一方的な指導関係であるのに対し、アドヒアランスは医療スタッフと患者の相互理解をもとにした関係となるので、医療においてはアドヒアランスのほうを重視しているといえるでしょう。

服薬管理のコツ

>>> 服薬アドヒアランスを向上させるための工夫を行う

アドヒアランスをよくするための工夫として、下記のような点が挙げられます。

● アドヒアランスをよくするための工夫

服薬数を少なく	降圧薬や胃薬など同効果2～3剤を、力価の強い1剤か合剤にまとめる
服用法の簡便化	1日3回服用から2回あるいは1回への切り替え 食前、食直後、食後30分など服薬方法の混在を避ける
介護者が管理しやすい服用法	出勤前、帰宅後などにまとめる
剤形の工夫	口腔内崩壊錠（OD錠）や貼付剤の選択
一包化調剤の指示	長期保存できない、途中で用量調節できない欠点があり、緩下剤や睡眠薬など症状によって飲み分ける薬剤は別にする
服薬カレンダー、薬ケースの利用	

日本老年医学会編：高齢者の服薬管理．健康長寿診療ハンドブック─実地医家のための老年医学のエッセンス，日本老年医学会，東京，2011：109．より引用

● 抗認知症薬の剤形別・服薬管理のポイント

剤形	薬剤名（主な商品名）	服薬管理のポイント
D錠 OD錠	● ドネペジル （アリセプト®D錠） ● ガランタミン （レミニール®OD錠）	● 舌の上に乗せて唾液を浸潤させると、崩壊するため、水なしで服用可能（水で服用も可。どちらでも効果は同等）
内服ゼリー	● ドネペジル （アリセプト®内服ゼリー）	● 服用の直前にアルミ袋を開封するよう指導する（主薬が酸化により分解されることがある） ● スプーンなどで投与しやすい大きさにして、服用させる ● カップ開封後は、できるだけすみやかに服用させる
ドライシロップ	● ドネペジル （アリセプト®ドライシロップ） ● メマンチン （メマリー®ドライシロップ）	● 水に混濁して服用、または粉末のまま水で服用する（どちらでも効果は同等）
貼付剤	● リバスチグミン （リバスタッチ®、イクセロン®）	● 背部や上腕部または胸部の正常で健康な皮膚で、清潔で乾燥した体毛が少ない、密着した衣服を着用してもこすれない箇所に貼付する ● 貼付する箇所にクリーム、ローションまたはパウダーを使用しない ● 皮膚刺激を避けるため、貼付箇所を毎回変更し、くり返し同一箇所には貼付しない ● 原則、1回につき1枚、24時間後に新しい製剤に貼り替える ● 本剤が剥がれた場合は、その時点で新しい製剤に貼り替え、翌日より通常どおりの時間に貼り替えを行う ● 貼付24時間後も成分が残っているので、使用済みの製剤は接着面を内面にして折り畳み、安全に廃棄する

>>> 薬剤を見直し、処方を調整してもらえるよう報告する

75歳以上の高齢者の4割は、5種類以上の薬剤を服用しています。高齢者では服用する薬剤が6種類以上になると、副作用を起こす人が増えるというデータ[2]もあります。ポリファーマシーに関しては、医師も注意すべきとの認識が強いため、優先する薬剤や、どうしても外せない薬剤などを、普段の症状や言動を参考にしながら調整してもらえるよう報告します。

❶ 日常生活援助　❷ BPSDのとらえ方とケア　❸ リハビリテーション　❹ 在宅支援　❺ 地域で支えるための支援　❻ ケアマネジメント　❼ 身体拘束　❽ 意思決定支援

こんなとき　どうする?

● 服用を拒んだり、嫌がって飲まないとき

認知症の人のなかには、「毒ではないか」という被害妄想により服薬しない人もいます。特に当院でも多いのが、「自分はどこも悪いところはないから、薬は飲まない」と言って、服薬を嫌がることです。

錠剤やカプセルに関しては、口腔内での違和感や飲み込みにくさ、溶けだした苦みなどにより拒否する場合もあります。情動的な体験は覚えていることが多く、以後服薬を拒絶することにもつながります。

服薬の意味を理解できない認知症の人にとっては、不快を伴い、不快を与える看護師に対しても、敵意や易怒性が出現してしまう場合があります。

重要なポイントは、服薬の必要性は理解できなくても、最も不快を感じさせない用法や形状にするように工夫することです。

● 薬ボックスをうまく活用できないとき

薬袋に、「朝」「昼」「夕」「寝る前」というように、はっきりと大きく服用するタイミングを見やすい色で記載します。

曜日や日付がわかる段階の人であれば、薬ボックスだけでなく、「服薬カレンダー」「薬ボックスポケット」「ピルケース」を使うと、服用確認が本人も家族も容易にでき、非常に有用です。市販品でもさまざまな種類があり、薬剤師にアドバイスをもらいながら家族が作成してもよいでしょう。

服薬回数が少ないことが重要なので、1日2回の服薬だと薬ボックスも少なくて済み、認知症の人も混乱しにくいです。

●「絶対に飲まない」と著しく拒否するとき

丁寧に正直に説明することで、服薬アドヒアランスを維持できればよいですが、「飲まないと、ひどいことになりますよ」と怖がるようなことを言いながら服用を続けていても、二次的な不安や不信感につながるケースがあり、本来は好ましくありません。特に初期〜中期には、「今の状態を維持するために必要な、身体によく効く薬です」というように、言い方をやわらげて伝えていくのが理想です。

認知症の後期以降に多いですが、「これを飲むとすごく調子がよくなったから、お母さんも飲みましょう」などと言って、たとえ現実とは違う説明であっても、服薬する人の不安感を軽減できる声かけであれば、不適切とは言い切れないでしょう。服薬アドヒアランスも個別性によって左右されるので、どの方法が最適かは、実際に服薬を行う認知症の人と決めていきます。

● 服薬自体に強い拒絶があり、食べ物に混ぜる方法しかないとき

認知症後期になると、コミュニケーションも障害されるため、説明でのアドヒアランス維持は難しいケースが多いです。強く拒否する人に無理やりに服用させるのは難しいため、主治医や薬剤師と検討のうえ、どうしても飲ませなければならない薬剤に絞ったうえで、食べ物に混ぜて服用させることが必要になります。

当院でも同様な患者が複数人存在します。そのなかでも服用後には十分水を飲んでもらうなど、苦みや不快感を感じさせない配慮は忘れないようにします。

混ぜることで薬の成分が変わりやすくなるので、混ぜたらすぐに服用してもらうようにしましょう。合併症治療薬の抗菌薬などは、酸味がある食品(ヨーグルトなど)と一緒に服用すると、酸性条件で分解してしまうものもあります。必ず医師や薬剤師に確認しましょう。

● 与薬の介護負担を減らしたいとき

家族が服薬を管理する場合であっても、老老介護の場合や、毎日の与薬による介護負担の軽減のために、内服薬を一包化したほうが好ましいケースが多いです。

医師の指示が必要になりますが、一包化調剤には若干の費用がかかります。診療報酬では42日分までは1週間ごと

に320円、43日分以上は2,200円が調剤料に加算されると決められています。ただ1割負担の人であれば、加算はその1/10で済むので、さほど経済的な負担にはならないでしょう。

ヒートシールのまま服用して喉や食道を傷つけたり、取り出しにくさなどの手間も省略することができるので、当院では一包化を推奨していますが、希望される家族や支援者がほとんどです。

一包化は、服薬が変更・中止になった際に、薬剤を抜き取るのが困難になる点がデメリットです。

豆知識 ポリファーマシーって何？

高齢者では複数の薬剤を処方されることが少なくありませんが、多剤併用によってアドヒアランスの低下や、服薬過誤、予測不可能な有害事象などを生じるリスクがあります。「ポリファーマシー」とは、「poly」＋「pharmacy」で多くの薬ということですが、多くの薬を服用することで、薬の副作用などの有害事象を起こしてしまい、きちんと薬が飲めなくなってしまう状態であり、単に薬の種類・量が多いということではありません。ポリファーマシー＝多剤併用ということではなく、多剤併用が悪いことでもありません[3]。

高齢者では、身体の機能低下により、薬が体内に蓄積しやすく、投与量が増えると副作用も起こりやすくなるので注意が必要です。

文献
1）日本神経学会監修：認知症疾患診療ガイドライン2017. 医学書院, 東京, 2017：227.
https://www.neurology-jp.org/guidelinem/nintisyo_2017.html（2023.10.10.アクセス）
2）秋下雅弘：高齢者の薬物療法の課題. 日内会誌 2018：107：110-114.
3）日本ジェネリック製薬協会ホームページ：知っとく！豆知識 ポリファーマシー.
https://www.jga.gr.jp/jgapedia/column/_19354.html（2023.10.10.アクセス）
4）厚生労働省：高齢者の 医薬品適正使用の指針 各論編（療養環境別）, 2019.
https://www.mhlw.go.jp/content/11120000/000568037.pdf（2023.10.10.アクセス）

IDEA NOTE
❶ 日常生活援助
❷ BPSDのとらえ方とケア
❸ リハビリテーション
❹ 在宅支援
❺ 地域で支えるための支援
❻ ケアマネジメント
❼ 身体拘束
❽ 意思決定支援

5 【金銭管理】

金銭管理は手段的日常生活動作（IADL）の1つであり、自立した生活を営むうえで必要な能力です。
しかし、認知症の人は、疾患の進行とともに金銭管理が困難になる場合があります。
成年後見制度や日常生活自立支援事業など、さまざまな福祉サービス利用援助事業の利用者も増加
していますが、安易にそうした制度を利用することは、認知症の人の権利を奪うことにもつながります。
それを理解したうえで、その人の金銭管理能力をしっかりとアセスメントしたかかわりが重要となります。

必ずおさえる！

● **金銭管理能力をアセスメントする**

>>> 金銭管理は、計算や通帳や印鑑、カード類など、さまざまな道具を必要とする複雑な行為であり、多くの場合、認知症の人には「できない」と判断されてしまいます。しかし、実際には、買い物時に常識的なマナーを守ることや、所持金の範囲内で買い物を収めることができる人も多く[1]、その人の金銭管理能力を正しくアセスメントすることは重要です。

● **物盗られ妄想は、記憶障害に周囲の状況が関連して起こる**

>>> 物盗られ妄想は、認知症の人にみられるBPSDの1つですが、これは、お金を使ったり、片づけたことを忘れてしまう記憶障害に、お金を持たせてもらえない寂しさや手元に自分のお金がない不安感など、周囲の状況が関連して起こると考えられます。

>>> 安全のためにすべてを管理してしまうより、認知症の人と一緒に管理できる方法を探すことが大切です。

こんなときは医師に報告！

◎感情が制御できずに怒りっぽくなり、物盗られ妄想の対象となる他者に対して、攻撃的になってしまう場合があります。きっかけは不安からくるものだとしても、自傷他害の危険性がある場合には、専門医に相談し、適切な対応や治療の必要性について検討しましょう。

家族・他職種に伝えること

◎認知症の人の金銭や財産管理について、成年後見制度や日常生活自立支援事業などの制度を、支援者が知っておくことは大切です。一方で、こうした制度は安易に使用すると、その人の権利を奪うことになってしまうことも、しっかりと認識しておくことが大切です。そのうえで、本当にその制度を使うことが必要なのか、本人・家族を含めて支援者間で十分に話し合うことが必要です。

● 成年後見制度

- 認知症などによって判断能力が低下してしまい、契約や財産管理が難しくなった人を支援するための制度
- 成年後見制度には、「法定後見制度」と「任意後見制度」の2種類がある
  - **法定後見制度**：判断能力が不十分となった人の権利を法的に支援、保護するための制度。認知症や知的障害、精神障害などが含まれる。法定後見制度には「後見」、「保佐」、「補助」の3つの支援方法があり、以下の内容に沿って、裁判所から選出される
    - 判断能力がほとんどなくなった場合は「成年後見人」
    - 判断能力が低下しているものの、日常生活に支障がない場合は「保佐人」
    - 保佐より判断能力の低下が軽い場合は「補助人」
  - **任意後見制度**：判断力が衰えたときのために、自己判断ができるうちから備えておくための制度。事前に任意後見人を決め、成年後見人が必要になったときの支援内容まで決めておくことも可能

● 日常生活自立支援事業

- 日常生活自立支援事業とは、判断能力が不十分な人に対して、サービスの利用援助をするもので、認知症高齢者や知的障害者の人が、自立した生活を送れることを目的としている
- 実施主体は、各都道府県や指定都市の福祉協議会で、窓口業務は市町村の社会福祉協議会などで行われている
- 援助の内容は、福祉サービスや苦情解決制度、日常生活の消費やサービス利用・契約に関するもので、ほかにも日常的な金銭管理や生活環境の変化を知るための定期的な訪問が行われる

注意

成年後見人になるための資格は特にありません。しかし、未成年者、親族、破産者、過去に成年後見人を解任されたことがある者、成年後見人に適さないような不正行為の経歴がある者などは、成年後見人になれません。家族の誰かが成年後見人になればよいと思っているケースがよくあるので、注意が必要です。

成年後見人、保佐人、補助人、いずれの場合も、選任者は家庭裁判所です。被後見人や成年後見人の申し立て、立候補者の意思とは関係なく選任されます。

一方、任意後見人は被後見人自身が選ぶため、家庭裁判所による選任はありません。認知症の本人の意思を尊重する意味でも、今後、成年後見人が必要となる可能性が高い場合には、判断力や記憶力が衰えてくる前段階から、しっかりと対策をとっておく必要性があります。

最近では成年後見人のほかに、「家族信託」というケースも増えてきています。家族信託とは、財産の管理や処分に必要な権限を家族に与えておく方法です。家族信託では、親の財産を子が管理するケースが一般的です。家族信託は、認知症の症状が出始めた人の財産を、一番身近な存在である家族が守ることができるというメリットがあるので、今後は成年後見制度と並行する形で、活用がさらに増えていくことが予測されます。

エピソード　財布は取り上げなくてもよい

入院されたアルツハイマー型認知症の患者さんで、紛失の恐れがあるという理由で家族が財布を預かろうとしたときに、「これは俺の財布だ」「いつも持って歩くから、なくさない」と強く意思表示された人がいました。家族は置き忘れたり、なくしたりすることを心配して「入院しているのだから、いらないでしょう」と思っていたようですが、本人からすると、手元に自分のお金がないことのほうが不安だったようです。家族とも相談し、金額を決めて持ってもらうことにしました。実際には、その人は常に大切に持ち歩いて、退院までなくすことはありませんでした。

認知症だから金銭管理はできない、と決めつけて財布を預かることは、より不安感を与えたり、その人の尊厳を損ないます。加えて、本来できる行動をしないことにより、できなくさせてしまう可能性もあります。あまり管理的にならずに、本人のもてる力を信じてみることも大切です。

IDEA NOTE

❶ 日常生活援助

❷ BPSDのとらえ方とケア

❸ リハビリテーション

❹ 在宅支援

❺ 地域で支えるための支援

❻ ケアマネジメント

❼ 身体拘束

❽ 意思決定支援

金 銭 管 理 の コ ツ

>>> 金銭管理が難しい場合、上述のほかにも以下のようなコツがあります。

- 銀行でお金を引き出すときには、必ず金額を書いたメモを持参する
- 水道光熱費は自動引き落としにする
- 口座管理が困難になるときを見据えて、口座を1つにまとめておく
- 財布を持ち歩くときには、小銭や少額の金銭に留めておく
- 小銭の扱いが難しい場合は、チャージをした電子マネーを使用するのもよい
- 日常生活自立支援事業 ▸▸▸p.37 の金銭管理サービスを利用する

こんなとき　どうする？

● 重複買いや無駄遣いがみられるようになってきたとき

重複して購入するものが高額でなければ、家族に分けるなど、行動を否定しないことが大切です。重複買いや無駄遣いを防ぐ方法として、買い物に行く前に買う物のメモを渡したり、渡した買い物のメモを店員に渡して、商品を集めてもらうなどの工夫を行うとよいでしょう。

買い物は、きちんと個数まで提示してあげることが大切です。

● 他者が盗んだと思い込んでいるとき

物盗られ妄想が強いときは、物理的環境調整を行うことが、時には必要です。「お金がなくなったのは、あいつのせいだ」と、他者を犯人と思い込んでいる場合、対象者と接触しないような環境調整をしたり、その後に代替品を管理したりすることで、いつの間にかその人に対する敵意や思い込みが薄れているケースもあります。

物盗られ妄想は、説明や説得によって覆すことが困難であることを認識して対応しましょう。

●「先ほどまであった財布がなくなった」と主張してきたとき

金銭管理が困難であることを理解したうえで、お金をそのまま管理することはせず、財布やバッグに入れて保管するように声かけをします。その財布の色や形、中身などを覚えておきましょう。
どこかに落としたり、隠し持っていたとしても、発見されることが多いです。なぜなら、忘れてしまうことはあっても、大切な物であるといった記憶は保持されているので、ゴミ箱や窓の外に放り投げるなどの行動はしていないケースがほとんどだからです。

なくしたことを認めて話を聞き、一緒に探すこともしっかり行っていきましょう。

文献
1）町田久見子, 内田陽子, 小谷弥生：認知症高齢者の買い物・金銭管理ケアプログラムにおける行動特性. *Kitakanto Med J* 2006；56：225-230.

IDEA NOTE
[アイデアノート]

行動・心理症状（BPSD）の
とらえ方とケア

1 【易怒性】

認知症を発症すると、人が変わったように怒りっぽくなることがあります。その易怒性は、自宅で一緒に暮らすことや、施設や病院での共同生活を困難にさせる理由ともなります。なぜそうなるのかという要因は1つではなく、1人ひとり、さまざまな要因が重なり合って起きていると考えられます。私たち支援する立場の者は、その要因を知ることが大切です。

必ずおさえる！

● **感情のコントロールが難しくなる**

>>> 認知症により、脳の機能が低下します。すると、感情をコントロールすることが難しくなり、怒りっぽくなってしまいます。

● **認知症の種類や程度により特徴がある**

>>> レビー小体型認知症の人が幻視や幻聴に向かって怒ったり、前頭側頭型認知症の人が常同行動を妨げられたときに、突然怒り出したりすることがあります。このような疾患の特性を理解することは大切です。

>>> 進行したアルツハイマー型認知症では、情報処理能力が低下し、周囲が騒々しいとイライラして易怒的になることがあります。テレビを消したり、静かな場所に誘導したりすることで易怒性が収まることもあります。

● **薬剤が悪影響を及ぼすこともある**

>>> 認知症の進行を抑えるために、抗認知症薬が処方されることが多いです。しかし、抗認知症薬の影響で、怒りっぽくなってしまうケースもあります。

● **家族や介護者にも原因があることがある**

>>> 家族や介護者も、無自覚に、できなくなったことを嘆いたり、批判したり、叱責したりしていることがあり、知らず知らずのうちに認知症の人を怒らせていることがあります。

こんなときは医師に報告！

例えば、薬剤によって、効き始めるまでの時間や、効果が続く時間も異なります。詳細な報告があることで、「午前中に苦手なケアがあるから、朝食後に与薬しよう」「夕食前の時間帯から落ち着かなくなるから、昼食後に長めに効く薬を与薬しよう」というように、医師も薬剤の種類や与薬のタイミングを検討できます。

易怒性が目立ち、支援者（家族）で対応することが困難となってきた

◎どんな場面で怒ることが多いのか、怒りっぽくなる時間帯はあるのか、怒っているときに何らかの精神症状がみられているのか、などのポイントをよく観察し

て詳しく報告します。例えば、入浴場面で怒ることが多い、夕方から就寝までの時間帯が怒りっぽい、誰かが押し入れのなかに隠れていると訴える、などが挙げられます。

◎漠然と"易怒的"とするのではなく、詳細な情報があることで、対応の工夫や薬剤の種類、服薬のタイミングを検討することができます。

易怒性のため薬剤を調整したところ、鎮静がかかりすぎて日常生活もままならない様子になった

◎高齢者では薬物動態が変化し、作用や副作用が強く出現したりします。

◎レビー小体型認知症の人は、抗精神病薬に対する過敏性があり、少量でも効きすぎて動けなくなってしまうことがあります。

IDEA NOTE
❶ 日常生活援助
❷ BPSDのとらえ方とケア
❸ リハビリテーション
❹ 在宅支援
❺ 地域で支えるための支援
❻ ケアマネジメント
❼ 身体拘束
❽ 意思決定支援

家族に伝えること

まずは内服薬以外の対応方法を考える
◎「怒りっぽいからお薬を」ではなく、それまでの対応などを振り返ってみましょう。

怒りっぽくなることがあることを伝える
◎一番身近な支援者である家族にこそ、怒りっぽくなる場合があることを伝えておきます。
◎家族での対応が難しいと感じたら、無理をせず、他の人(主治医、地域の支援者、離れて暮らす親戚など)に対応を頼んでみましょう。

手伝うことで、自尊心を傷つけ怒られる場合がある
◎心配しすぎて何でも手伝うような対応をすると、自尊心を傷つけて逆に怒られる場合があることを伝え

ます。
◎危険がなければ、ほどよい距離感で見守るようにしましょう。困っている様子があれば、手伝えることがあるか確認するとよいです。

叱られると、嫌な感情だけが残ってしまう
◎できないことを叱られても、その理由(できごと)は忘れて、嫌な感情だけが残ってしまうことを伝えます。
◎できごとを忘れても、感情は残ります。つまり悪い感情だけでなく、よい感情も残るということです。いつもやさしく接してくれる人には「この人はよい人」という印象が残り、認知症の人も安心してかかわることができます。

他職種に伝えること

内服薬の変更があれば連絡する
◎内服薬の作用と副作用、そして薬剤調整後(増・減量)の状態変化も含めて、観察をお願いします。

易怒性のある人のケアのコツ

>>> 声かけのほか、ジェスチャーなど視覚的な説明を追加する

おむつ交換や入浴介助などのケアを嫌がり、怒ってしまう場合、認知機能の低下から、何をされるのかわからない、見知らぬ人に触れられることへの恐怖感があるのかもしれません。声かけだけではなく、視覚的(ジェスチャー、文字、絵など)にも今から何を行うかを説明するなど、伝え方を工夫します。

このように行っても、どうしても理解が得られないこともあります。必要なケアに関しては複数名で対応し、短時間で終えるようにしましょう。

>>> 気持ちに寄り添い、手伝えることがあるか確認する

日常生活でうまくできないことが増えていくと、不安になり、イライラが募るものです。そこで安易に手を貸してしまうと、自尊心を傷つけることにもなってしまうので、まずはやりきれない気持ちに寄り添うことが大切です。そのうえで、手伝えることがあるか、本人の意思を確認しましょう。

声かけの例：
「何かお困りですか？」
「私に何か手伝えることはありますか？」

こんなとき　どうする？

● 「財布がなくなった」と興奮するとき

適切に管理できないことを責めないようにします。困っていることに共感して、一緒に探し、もし先に見つけた場合には、本人が見つけやすい場所に置き直します。これは、見つけたことで「あなたが盗っていたのか」と疑われることを防ぐためです。

声かけの例：本人が見つけられたら、安心してもらえるよう「よかったですね」と伝えます。

● 「〇〇を盗ったでしょ」と疑われ、怒っていて修正できないとき

盗ったと疑われるとすぐに否定したくなりますが、まずは大切なものがなくなり困っているという気持ちを受けとめます。すぐに否定しないことで、怒りがエスカレートすることを防ぐことができます。
そして、なくなったものを一緒に探す手伝いができるかを確認し、自分に疑いが向けられて、それ以上の対応が難しければ、他の人に代わってもらいます。

対応する人が代われば、かかわりもいったんリセットされるので、心理的負担は軽減されます。

● 「家に帰る」と興奮して、歩きまわっているとき

その場しのぎの声かけは、不安を強めてしまうので、じっくりと話を聞いて、帰りたい理由を探ります。そこには、本人なりにやらなければならないことがあったりします。

> **エピソード** ペットの食事が気になり、家に帰りたい
>
> 夕方になると飼っている猫のごはん準備が気になり、落ち着かなくなる人がいました。家族の協力を得て、毎日　17時に家へ電話をして、猫のごはんを準備したことを伝えてもらうことで、不安をやわらげることができました。

● 「洋服を盗られた」「タオルがなくなった」と他患者の荷物を触り、制止すると怒ってしまうとき

見当識障害により、自分の部屋がわからなくなっている可能性があるので、まずはひと目で病室がわかるように工夫します。そして、お気に入り（大切な）の洋服やタオルの置き場所を決め、棚に明示して定期的に本人と確認するようにします。

● **病室をわかりやすく示す工夫（一例）**

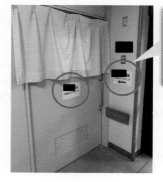
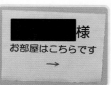
■■■■■様
お部屋はこちらです
→

● 病室前や廊下に、誘導のための案内板を掲示する

IDEA NOTE

❶ 日常生活援助

❷ BPSDのとらえ方とケア

❸ リハビリテーション

❹ 在宅支援

❺ 地域で支えるための支援

❻ ケアマネジメント

❼ 身体拘束

❽ 意思決定支援

● 夜中に「ネズミが走りまわっている」と怖がり、興奮するとき

レビー小体型認知症の幻視が影響しているかもしれません。そのほか、暗がりでは誤認も生じやすいものです。本人は見えた気がして怖いので、いったん室内を明るくし、一緒に確認すると安心してもらえることがあります。

声かけの例：「電気を点けると目が冴えてしまうかもしれないので、申し訳ないですけど、一度部屋を明るくして確認させてもらってもよいですか？」と、こちらが確認したいという姿勢でお願いするようにします。そして、「よかった。何もいないみたいですよ。お騒がせしてごめんなさい。休めるよう電気を消しますね」と一緒に安心して、就寝できるように環境を整えます。

●「部屋のなかに虫が湧いている」と訴え、落ち着かないとき

午前午後と1日2回、床を清掃し、ゴミが落ちていることがないようにします。床に物がない環境とすることで、病室を見渡すことができて、見間違いも減ることがあります。

● 何度説明してもまったく話を聞き入れてもらえず、お互いイライラしてしまうとき

対応する人を替えましょう。こちらが感情的になってしまうと、おさまりがつかなくなります。在宅であれば、他の家族やヘルパーなどの支援者に、施設や病院であれば、他の職員に対応を依頼して、皆で協力し合いましょう。

● 入院初日の夜、眠れずに廊下を歩き、声をかけると「何をするんだ」と突然怒りだしたとき

環境の変化が影響し、せん妄を発症している可能性があります。本人は不安や緊張が強まっている状態にあり、無理な促しは、暴力のリスクを高めることとなります。室内を明るくして、危険な物を片づけて安全を守り、そばで見守って安心感を得られるようにかかわります。

注意

行動制限はせん妄の重篤化につながるため、できる限り避けます。

また、せん妄の発症を予防するための環境づくりに取り組むことが大切です。環境調整の例として、病室内にカレンダーや時計を設置し、家族やペットの写真を飾る、なじみの日用品を使用するなどが効果的です。

豆知識 「神経原線維変化型老年期認知症」と「嗜銀顆粒性(しぎんかりゅうせい)認知症」

臨床的にはアルツハイマー型認知症と区別するのは難しいけれど、アルツハイマー病ではない認知症が、高齢になるにつれて増加します。なかでも神経原線維変化型老年期認知症と嗜銀顆粒性認知症が有名です。
神経原線維変化型老年期認知症は、85歳以上の高齢者に発症することが多いです。記憶障害が主体で、人格水準も比較的保たれ、経過も緩やかです。
嗜銀顆粒性認知症は、記憶障害よりも易怒性・拒絶などの人格変化が目立ち、進行が緩徐といわれています。
これらは単独のこともあれば、アルツハイマー病に合併することもあります。このように高齢者の認知症は混合病理（複数の疾患が混在する）のことが多いようです。

コラム 取り入れたい「アンガーマネジメント」

アンガーマネジメントとは、怒りの感情と上手に付き合うための心理トレーニングです。何度も「食事はまだか？」と問われる、排泄場所を間違えて毎回掃除することになる…など、認知症の症状がそうさせていると理解していても、つい苛立ちを感じてしまうものです。その小さなイラッが積み重なって、不適切なかかわりにつながってしまうリスクもあります。そのようなときにアンガーマネジメントを実践して、怒りの感情に振り回されずに、心にゆとりをもつことができれば、認知症の人ともきっとよい関係を築けるはずです。

2【暴力】

認知症の人が地域での生活が難しくなる理由として、暴力があります。家庭や施設で暴力を
ふるえば、精神科へ入院となり、入院中に暴力をふるえば隔離となる可能性もあります。暴力は支援
する周りの人も困りますが、最も不利益を被るのは本人（認知症の人）です。認知症ケアにおいて、暴
力を未然に防ぐための取り組みはとても大切です。

必ずおさえる！

- **体調に変化がないかを最初に確認する**
  - >>> 認知症の人は、体調に違和感があってもうまく伝えられないことがあります。いつもと何か違うと感じたら、発熱、便秘、下痢、身体の痛みなどがないか確認しましょう。

- **暴力のリスクとなる"不安"を取り除く取り組みが大切**
  - >>> 「これまでできていたことが、できなくなっていると感じる」「自分が置かれている状況がわからない」「心配なこと（物がなくなった＝物盗られ妄想など）を否定される」など、認知症の人が"不安"を感じてしまう場面は多くあります。それらを理解し、"不安"を感じずに過ごせるよう配慮して対応することが大切です。

- **どのような場面で暴力的となりやすいかを確認する**
  - >>> 入浴やおむつ交換など、その人が苦手なケアがあるのかもしれません。また、夕方に攻撃的となりやすいなど、時間帯の影響も考えられます。その人を知り、個別に対応を検討することが大切です。

こんなときは医師に報告！

抗認知症薬を飲み始めてから、攻撃的になったように感じたとき

◎ 認知症の進行を抑えるために、抗認知症薬 >>>p.6 が処方されますが、一部の薬剤の副作用として、薬剤の使い始めや増量時に、イライラしたり、興奮しやすくなったり、攻撃的になることがあります。本人も行動を抑えることが難しくなってしまうので、よくない変化を感じたら早めに医師へ相談しましょう。

いつもと様子が違い、イライラして暴力があるとき

◎暴言・暴力があり、何だか様子が違うと感じるときは、どのような点がいつもと違うのかを明確にしましょう。例えば、ごはんを残している、トイレに長時間籠っている、夜中に目覚めて落ち着きなく歩きまわっている、などがあります。イライラしている背景に、易怒性だけでなく表現できない身体の不調があるかもしれません。医師に検査と処置を検討してもらえるよう、情報を提供しましょう。

IDEA NOTE

❶ 日常生活援助

❷ BPSDのとらえ方とケア

❸ リハビリテーション

❹ 在宅支援

❺ 地域で支えるための支援

❻ ケアマネジメント

❼ 身体拘束

❽ 意思決定支援

家族に伝えること

役割をもってもらうことが大切

◎役割がないと、人は不安になります。また、できないことを責められると不快な気持ちになり、不安も強まってしまいます。認知症の人が今できていることを認め、些細なこと(玄関掃除、植木の水やりなど)でもよいので、役割を担ってもらい、感謝を伝えるようにしましょう。

無理強いはせず、その人のペースを尊重する

◎今はやりたくないタイミング、という場合もあります。

無理強いせずに、今は無理だなと感じたら、いったん離れて、できるタイミングを待ちましょう。

がんばりすぎず、家族もリフレッシュしてよいことを伝える

◎がんばって無理をして、家族が体調を崩してしまうケースもあります。医療福祉サービスを利用し、意識的に介護から離れ息抜きするなど、家族も自分の時間を大切にすることが大切です。

他職種に伝えること

暴力で入院となった際には、関係職種に漏れなく連絡を入れる

◎入院の目的、予想される入院期間、退院前のケア

会議の必要性などを、関係するスタッフ間で報告および確認をします。

暴 力 に 対 す る ケ ア のコツ

>>> 点滴は短時間で、意識をそらす工夫をする

点滴投与を拒否して興奮する場合は、できる限り行動を制限せずに、自己抜去することがないよう安全に実施する方法を考えます。医師と相談して短時間で済むよう注入速度を調整したり、実施中は車椅子に乗ってもらい、看護師との散歩などアクティビティを提供して、意識をそらすようにはたらきかけます。

>>> 認知症であっても自制を促すようかかわる

性的な言動や行動が顕著にみられる場合は、できる限り同性がケアにあたることが理想ですが、現実は難しい場面が多いと思います。仕事だからとがまんせず、認知症の人にも自制を促すかかわりを行います。

家族(奥さんや孫など)の写真を飾り、ケアの前に「奥さんも見てますよ」と一言伝えたりしています。

>>> いつもより攻撃的なときは、まずバイタルサインや痛み・かゆみを観察する

何だかいつもと様子が違い、イライラして攻撃的な場合は、うまく表現できないだけで、何らかの不調を抱えている可能性があります。バイタルサインに変化はないか、身体に痛みはないか、皮膚のかぶれなどによるかゆみはないか、などを確認します。

上着を7枚も重ね着して苦しかった、というケースもあり、離れて見守るだけでは気づけないこともあります。

>>> トイレや入浴は本人のペースを尊重する

トイレや入浴の促しに、手を振り払い拒否する場合は、本人のペースを大切にします。施設や病院では、日課に沿った生活を送ってもらいたいところですが、できる限り本人

いったん歌やテレビなどのアクティビティに意識を向け、そこからケアへ誘導すると、切り替えができることもあります。

の気持ちが向くタイミングに合わせて生活できるように配慮します。

>>> 環境を整えて、しばらく様子をみる

興奮が激しくて手に負えないときは、何をしても怒りを助長してしまうこともあります。しばし距離を置いて、落ち着くまで様子をみることもあるでしょう。本人がけがをすることがないよう、環境を調整して危険なものから遠ざけます。同時に、他の人が巻き込まれてけがをすることがないよう、配慮することも大切です。

コラム　大切なのは、「よい状態」「よくない状態」を判断してケアをすること

当院では、易怒性や暴力を主訴に入院する認知症の人がたくさんいます。パーソン・センタード・ケア（PCC） ▶▶▶p.16 が認知症ケアの基本理念なので、「認知症の人」ではなく「認知症の人」と、ひとりの人としてみることを新人教育や転入者教育のなかでも取り入れています。つまり「暴力」「怒っている」ではなく、「不安や不満を抱えた人」と解釈をしてケアを行うだけでも、不安や不満を解消しようとする心意気でケアにあたることができるでしょう。

暴力も怒りもすべて、本人にとっての不調のサインであり、意味のある行動や感情なのです。強度の怒りや不安はよくない状態であるため、例えば入院に対する理解がなくても、少しで

もゆったりとできる空間で、表現することや思いやり、自尊心などのあらゆる感情をしっかりと認め、共感し、居心地のよい空間であることを保証することが最も大事だと感じています。そうすることで、よくない状態からよい状態へと変化していくことができます。

よくない状態を申し送りしていくことはやめて、よい状態や、よくない状態からよい状態へ切り変えることができた小さな達成感を積み重ねていくことが、易怒性や暴力に発展しやすい患者さんをよい状態へ変化させていくだけでなく、スタッフのケアのモチベーション向上にもつながっていくと考えます。

こんなとき　どうする？

● 突然、手を振り上げるなど、突発的に暴力的となってしまうとき

突発的に見えて、じつは暴力的となりやすいパターンがあるかもしれません。ケアの場面、時間帯、ケアの実施者など、その人が暴力的となってしまった際の情報を集めます。本人の苦手なケアがあったり、うまくかかわれる人の対応を参考にすることで、解決する可能性もあります。

● 大きな声を出す他患者に向かっていこうとする場合

騒音があると不快な気持ちになってしまうのは、私たちも認知症の人も同じです。認知症の人はその不快な気持ちが抑えられずに、行動に移してしまうリスクが高まります。施設や病院といった共同生活の場では限界がありますが、できる限り少人数のユニットで過ごすことができるように環境を調整します。

● 過去に他患者への暴力があり、行動制限が長期化している場合

認知症の人を隔離することで、BPSDが改善することはありません。薬物療法も根本的な解決とはならず、やはり環境調整やかかわり方の工夫が必要となります。他患者への暴力歴があると、集団の場に出てもらうことを躊躇しがちですが、長期の隔離は倫理的にも問題があります。少人数で確実に職員が付き添える環境を確保するなど、行動制限を最小化するための取り組みを行います。

● 行動制限のある患者に対する取り組みの例

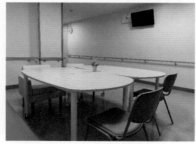

- 当院では少人数で過ごせるミニデイルームを設けている
- 運用は隔離処遇の患者2〜3名に看護師1名が付き添って過ごす時間を設け、出室は個別に主治医の許可を得て実施している

● どれだけ対応を工夫しても、すぐに怒って手が出るとき

どうしても対応が困難なときは、主治医に状況や対応の困難さを伝えます。認知症の人への対応として、薬物療法は第一選択ではありませんが、薬物を上手に使用することで生活が安定することもあります。

服用中の薬剤により、出現する副作用にも違いがあるため、しっかりと観察して、医師に作用・副作用の程度を報告しましょう。

● なぜか自分がかかわろうとすると、怒られてしまうとき

暴力被害を受けやすい人の特徴として、おびえる人、相手のパーソナルスペースに不用意に侵入してしまう人、相手のプライドを傷つけてしまう人、などがあります。自身が無意識にそのようなかかわり方をしていないか、振り返ってみましょう。周りにうまくかかわれているスタッフがいれば、かかわり方を観察したり、アドバイスを求めることも大切です。

● 家庭内で暴力的となることが多く、家族から「一緒に過ごすことがつらい」と相談があったとき

介護者に余裕がなければ、よい関係は続けられません。「私がしっかりしなければ」と責任感の強い家族ほど、自分を追い込んでしまうことがあります。認知症の人は、環境の変化で不安になるかもしれませんが、ショートステイや短期入院などを活用して、物理的な距離をとってもらうことを提案し、介護者が休息をとることができるようサービス調整を行います。

コラム 包括的暴力防止プログラム(CVPPP)を取り入れる

精神科医療の現場には、暴力による不利益からその人を守ることを目的とした包括的暴力防止プログラム(Comprehensive Violence Prevention and Protection Programme: CVPPP)というプログラムがあります。認知症の人とのかかわりで、叩かれる、暴言を吐かれるなどの暴力を経験する場面もあるでしょう。そのようなときに、「認知症だから、しかたない」とがまんを続けると、かかわることがつらくなってしまうかもしれません。

CVPPPでは、暴力があるかもしれないというリスクの評価や、暴力を避ける方法などを学びます。暴力を未然に防ぐための取り組みは、認知症の人への対応でも効果的であると考えられます。

IDEA NOTE

❶ 日常生活援助

❷ BPSDのとらえ方とケア

❸ リハビリテーション

❹ 在宅支援

❺ 地域で支えるための支援

❻ ケアマネジメント

❼ 身体拘束

❽ 意思決定支援

3 【 落ち着きなく歩きまわる 】

認知症の人にみられる行動症状の1つに、家のなかや外を歩きまわることがあります。
歩行機能自体に障害がなくても、場合によっては転倒や交通事故などにつながる可能性もある
危険な行動です。要因として、見当識障害(時間・場所・人を認識する能力の低下)や
判断力障害、不安、焦燥などさまざまです。また、認知症の種類によって症状も異なります。

必 ず お さ え る ！

- **認知症のなかでも、アルツハイマー型認知症に代表的な症状**

  >>> 認知症のなかで最も多いアルツハイマー型認知症の人のひとり歩きは、徘徊とも呼ばれ、注意が必要です。アルツハイマー型認知症では、初期からこの症状がみられることがあり、中期以降は顕著に現れます。

  >>> 時間や場所、人についての見当識が低下することにより、建物や風景、目的地との位置関係などが認識できないため、よく知っているはずの場所でも道に迷ったりします。また、「今どこにいるのか」「自宅はどっちなのか」がわからないことから、不安や焦燥が高まり、さらに遠くまで行ってしまうこともあります。

- **レビー小体型認知症による歩きまわる行為は、せん妄・幻視によって生じる**

  >>> レビー小体型認知症の人では、せん妄や幻視によって、家のなかを歩きまわることがあります。実際には存在しないものがリアルに見える幻視は、夜間に現れることが多いです。また、レム睡眠行動障害(rapid eye movement〈REM〉sleep behavior disorder:RBD) ▸▸▸p.49 によって、睡眠中に大声を上げる、暴れるなどの行動がみられることもあります。

- **血管性認知症や前頭側頭型認知症の歩きまわりの特徴**

  >>> 脳梗塞や脳出血などによって起こる血管性認知症の人に多くみられるのは、夜間せん妄による夜中のひとり歩きです。夜間せん妄は、血管性認知症の人のみに限定されるわけではありませんが、夜になると注意力や思考力が低下して、幻覚や妄想、見当識障害など、さまざまな症状を引き起こします。また、血管性認知症の人は不安を覚えやすい傾向にあり、ストレスなどによって不安がより強まると、ひとり歩きにつながることがあります。

  >>> 前頭側頭型認知症では、同じルートを早足で何回も歩き続ける周徊(常同的周遊)がみられることがあります。アルツハイマー型認知症と比較すると道に迷うことはあまりなく、時間が経つと戻ってくることも多いです。しかし、脱抑制症状によって信号無視をしたり、他人の畑から作物を無断で持ってきたりすることがあるので、注意が必要です。

IDEA NOTE

❶ 日常生活援助

❷ BPSDのとらえ方とケア

❸ リハビリテーション

❹ 在宅支援

❺ 地域で支えるための支援

❻ ケアマネジメント

❼ 身体拘束

❽ 意思決定支援

- **夕方から夜間にかけて、落ち着きなく歩きまわる行動が悪化しやすい（夕暮れ症候群）**

>>> 落ち着きなく歩きまわるなどのBPSDは、夕方〜夜間に悪化しやすい特徴があり、別名「夕暮れ症候群」などと呼ばれます。この夕暮れ症候群の原因の1つが、体内時計の乱れです。

>>> 認知症の人は、概日リズムを司る視交叉上核の神経細胞が減少します。この病理的な原因に、不安・焦燥などの心理要因や環境要因などが加わると、さらに概日リズムが乱れることになります。環境要因とは、施設への入所や引っ越し、寝室の模様替えなどです。また、閉じこもりによって日中に太陽の光を浴びないこと、昼間に寝ていて活動量が少ないことなども要因になります。

>>> 夕方〜夜間の落ち着きがなく歩きまわる行動を悪化させないためには、心理的、環境的な要因をできるだけ減らして、昼夜逆転の生活を改善することが大切です。

こんなときは医師に報告！

歩きまわることは変わらないが、歩行のふらつきが悪化したように感じるとき

◎薬剤を用いることで不安が軽減されますが、過鎮静などの副作用により、歩行のふらつきが強くなることもあります。不安軽減と歩きまわることで起こるふらつきなどのバランスを考慮し、歩行がおぼつかず転倒リスクがあるにもかかわらず、不安や歩きまわる行動がおさまらない場合は、転倒は重大な事故につながる可能性もあるため、医師にすみやかに報告しましょう。まずは落ち着きがなく歩きまわることがあっても、転倒をしない状態を維持することが大切です。

普通の歩きまわりとは別に、せん妄を併発しているとき

◎せん妄は急性にみられる一過性の症状です。認知症と一過性のせん妄を併発するケースは少なくありません。

◎せん妄の治療には抗精神病薬が有効ですが、まずは発症のきっかけとなった事柄を見きわめることが重要です。このときに精神的な問題だけでなく、直接影響を及ぼしている疾患や苦痛などにも目を向け、これらを適切に治療していく必要があります。これまで使用していなかった薬剤を使用する際も注意して観察し、異常がみられた場合はすみやかに投薬を中止します。

コラム　「レム睡眠行動障害（RBD）」とは

RBDはレム睡眠に生じる睡眠時随伴症であり、レビー小体型認知症の中核症状の1つです。睡眠中に何かを払いのけるような動作をしたり、手足をばたつかせたりするなど、夢に関連した行動異常、夢の行動化が起こり、外へ出てけがをしたり、ベッドパートナーを殴ったりもします。

確定診断には睡眠ポリグラフ検査が必要ですが、前述のような異常行動や睡眠中の大声、寝言の多さからRBDを疑います。睡眠ポリグラフ検査では、レム睡眠期に正常では骨格筋の筋緊張の抑制がみられますが、RBD患者では筋緊張の抑制障害が観察されます。

他職種に伝えること

ひとり歩きが悪化し、対応や薬剤で改善がみられない場合にはすみやかに連絡する

◎ひとり歩きが悪化し、対応の工夫や処方された薬剤の服用で改善がみられない場合には、すみやかに連絡するよう伝えます。

◎内服薬の変更、入院の必要性、歩きまわりを含めたBPSDの程度や診断などを報告および確認します。

家族に伝えること

怒らないことがポイント

◎歩きまわる行動そのものに対して、怒らないことが大きなポイントです。怒られた内容は忘れてしまっても、そのときに感じた恐怖や嫌な気持ちは残るといわれています。これは情動記憶ともいいます。それによって「ここにいると嫌な思いをする」「ここは自分が居心地よく過ごせる場所ではない」という認識につながり、安らげる場所を求めて、さらに歩きまわりを続けるおそれがあります。

◎何度もくり返されると、つい「いい加減にして！」と声を荒らげたくなるでしょうが、これは逆効果になるので避けましょう。介護者の怒りを予防するには、前述した「アンガーマネジメント」▸▸▸p.43についての知識や技術を深めるのもよいかもしれません。

本人なりの理由を聞き、気持ちを理解する

◎なぜ歩きまわるのか、その理由を問いかけ、とにかく耳を傾けることが大切です。周囲の人にはわからなくても、本人なりの理由があります。尋ねたところで明確な答えが返ってくるとは限りませんが、会話のなかにヒントとなる言葉が隠されているかもしれません。

◎行き先を尋ねて「自分の家へ帰る」と答えるようであれば、背後に、今住んでいる環境への不安やストレスが隠れている可能性があります。「家に泥棒がいる」と答えたなら、妄想の症状が出ていると考えられます。本人の気持ちがわかれば、原因を取り除いてあげることができます。たとえ明確な理由がわからなくても、気持ちに共感して寄り添ってあげましょう。本人の不安が軽くなれば、症状が改善される見込みはおおいにあります。

認知症になると、歩き方に変化がある

◎認知症になると、地面をすり気味に歩くすり足になります。そのため、小さい段差につまづいたり、何もない場所で転んでしまう危険性があります。

◎脳だけでなく、下肢筋力の衰えもあります。体幹の筋肉が衰えてしまい、背中が丸く猫背になるなどの変化もみられます。足の筋肉の衰えなどにより、歩幅が狭くなります。

歩くこと自体を妨げない

◎認知症の予防や悪化を防ぐためには、運動が効果的です。適度な運動によって、身体と脳の両方の機能を改善することが期待できます。脳が正常にはたらくためには、十分な血液が絶えず流れている必要があります。認知症の人の脳内では、海馬での血流低下がみられており、血流を改善するためにも運動をすることが大切です。寝たきりや不健康な生活習慣の改善も期待できるため、歩きまわることがすべて悪いこととして、家に閉じ込めがちになることはやめましょう。

歩 き ま わ る 行 動 に 対 す る ケ ア のコツ

▸▸▸連絡先を身につけ、地域にも協力を依頼しておく

頻繁に落ち着きなく歩きまわる場合は、万が一のことを考えて、名前や連絡先などを記載したものを洋服の内側に縫いつけたり、お守りのなかに入れておくのもよいでしょう。普段から近所の人や交番に事情を説明して、協力を仰いでおくことも重要です。

家族だけで抱え込むのではなく、地域の人が理解することで、歩きまわっていても、自然と話を聞いてくれる人、家まで送ってくれる人が現れるなど、安心して生活することができます。

▸▸▸GPS端末をうまく活用する

GPS機能をもった携帯端末機を貸し出している自治体もあるので、居住地の市区町村へ問い合わせてみてください。本人が持つことを嫌がる場合は、巾着袋などに入れて首からぶら下げるとよいです。それも嫌がる場合は、以下の方法を試してみましょう。

IDEA NOTE

❶ 日常生活援助

❷ BPSDのとらえ方とケア

❸ リハビリテーション

❹ 在宅支援

❺ 地域で支えるための支援

❻ ケアマネジメント

❼ 身体拘束

❽ 意思決定支援

● GPS端末を嫌がる場合の工夫

- いつも持ち歩くバッグや服のポケットにこっそり入れる、あるいは縫いつける
- GPS機能の付いた靴（下記）を履かせる
- 持ち物に隠しポケットをつけ、そのなかに入れておく
- 気づいて取り出してしまう場合は、複数の端末を持たせる

● GPS機能付きシューズ（一例）

- この靴以外（家族分を含め）を下駄箱などにしまい、この靴を履くか、裸足で出るかの状況をつくると、履いて出た場合にはGPSで位置情報を取得でき、履かずに出た場合は裸足で歩いているため周りの目が気づきやすい

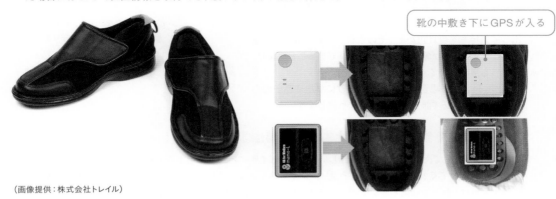

靴の中敷き下にGPSが入る

（画像提供：株式会社トレイル）

>>> 玄関からの外出を防ぐため、鍵やドアの開閉を工夫する

どうしても何度も玄関やドア、窓などから出ていこうとしてしまう場合は、時と場合によっては、玄関から出ていけないようにさまざまな工夫をするとよいでしょう。特に、家族も寝てしまう深夜の対策が肝心です。

● 玄関から外出を防ぐための方法（一例）

- 玄関ドアの鍵を新しいものに取り替え、鍵を目の届かないところへ保管する
- 本人の手の届かない位置に新しく鍵を設置する
- 自力で開けられないように、ドアの前に大きな荷物を自然な形で設置する（例：タイヤなど）
- ドアが開いたことがわかるように、ベルやセンサーを設置する

>>> 急に家に帰ると言い出したときは、いったん受けとめ、希望的な声かけをする

病院や施設入所者へ面会中に、急に家に帰ると言い出したときは、まずは「そうですね」「では、一緒に帰りましょうか」などといったん受け止めます。そして、「お菓子を用意しましたから、お茶をもう一杯どうぞ」「夕食もぜひご一緒に」「明日の朝に送りますから、今夜は泊まっていってください」などと希望を見出せるような言葉をかけてみましょう。また、本人が好きなことを話題にしたり、得意なことを頼んだりして関心をそらすと、帰ろうとしたことを忘れて、落ち着く場合があります。

歩きまわる行動には意味があり、帰宅願望と重なっている場合が非常に多いです。「帰る理由」がコロコロと変わることもありますが、本人の話に合わせて、うまくサポートをすることが必要です。

>>> 動線上に物を置かない、手すりや杖を配置することで転倒リスクを減らす

もともと身体的にも介護が必要で、うまく歩行ができない人の歩きまわりでは、まず第一に転倒リスクを考える必要があります。認知症の人は、自分が安全に歩けないことを忘れて、歩こうとします。したがって、落ち着きなく歩きまわる場合に、その移動する動線につまずく危険のある物を置かないこと、手すりの設置や目のつきやすいところに杖を置いておくなど、本人の特徴や生活スタイルに工夫をして転倒リスクを軽減します。

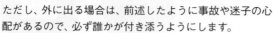

こんなとき　どうする？

● これまでなかった歩きまわる行動が、最近になって始まったとき

認知症の診断後、これまでなかった歩きまわる行動が始まったときは、状況が許すようであれば、歩きたい理由を聞き出して気持ちを受け止めて、そのまま歩かせてあげる方法もあります。本人が希望している行動ができることにより、気持ちも落ち着いてくることが多いです。
ただし、外に出る場合は、前述したように事故や迷子の心配があるので、必ず誰かが付き添うようにします。

家のなかでも、転倒しやすい場所は注意して見守りましょう。

● 仕事などで家を空けることも多く、同居家族が心配しているとき

症状が悪化し、家で面倒をみることが難しい場合は、デイサービスを利用する方法があります。介護に慣れた専門スタッフが対応してくれるので、安心なうえ、レクリエーションを通して身体を動かしたり、施設の周りを職員と一緒に散歩すれば、自宅では落ち着いて過ごせるようになる場合もあります。

● 夜間に外へ出ていこうとするとき

落ち着きなく歩きまわる行動がひどくて、夜間に1人で外に出てしまうときなど、やむを得ない場合は、徘徊感知機器（マットレス型・送信機型・人感センサー型など）や、徘徊防止用の鍵などを活用する方法があります。
夜間は鍵をかけても、昼間は一緒に散歩や買い物に出かけるなどして、気晴らしをすることが大切です。また、昼間の活動量が少ない場合は、趣味の時間をつくる、デイサービスを利用するなどして、楽しく活動できる環境を整えてみましょう。

昼夜逆転している人であれば、ショートステイを利用して生活リズムを取り戻すケースもあります。

● 知らない間に外に出て、どこへ行ったかわからなくなったとき

もし歩きまわる行動で行方不明になってしまった場合は、家族だけで探そうとせず、まずはすみやかに警察に捜索依頼を出します。次に、近隣の地域包括支援センターや町内会、ケアマネジャーなどにも相談しましょう。

自治体などによっては、高齢者のための「SOSネットワーク」を構築しています。事前登録などが必要な場合があるので、確認しておくとよいでしょう。

4 【 うつ状態 】

IDEA NOTE

❶ 日常生活援助

❷ BPSDのとらえ方とケア

❸ リハビリテーション

❹ 在宅支援

❺ 地域で支えるための支援

❻ ケアマネジメント

❼ 身体拘束

❽ 意思決定支援

高齢者には、うつ状態がよくみられます。いわゆる老人性うつ病は、自責感が強く、自殺に注意が必要とされます。認知症に伴ううつ状態はそれに比べて軽いといわれますが、摂食不良が続き、身体管理が必要になることもあります。うつ状態の中心的症状は気分の落ち込みで、患者は悲観、苦悩を示します。うつ状態によく似た病態としてアパシー(意欲障害)があります。アパシーの患者は、あっけらかんとしていることが多いといわれています。

必ずおさえる！

- ● **老人性のうつ病と必ずしも区別する必要はない**

  >>> 認知症の初期に、うつ状態がみられることがあります。一方で、高齢期のうつ病は認知症の危険因子ともいわれています。うつ状態を疑ったら、認知症の有無にかかわらず、うつ状態としての対応をとることが大切です。軽症のうつ状態は、活動を増やすなどの非薬物療法が優先され、中等症以上のうつ状態には薬物療法が必要です。

- ● **認知症のなかでもレビー小体型認知症に多い**

  >>> アルツハイマー型認知症や血管性認知症にもうつ状態は生じますが、レビー小体型認知症に最も多くみられるといわれています。高齢になってうつ状態となり、その後、幻視やパーキンソン症状といったレビー小体型認知症の中核症状が現れる人もよくいます。

- ● **介護抵抗の背景に、うつ状態が隠れていることがある**

  >>> 認知症に伴ううつ状態は、認知症の初期だけでなく、進行してからも認めます。うつ状態の悲観や苦悩は、認知症の人の場合、しばしば介護抵抗、介護拒否という形で現れます。

  >>> 「私なんか放っておいて」「かまわないで」と食事介助を拒否することがあり、抗うつ薬による治療で劇的に穏やかになることがあります。

豆知識 **老人性うつ病のきっかけやできごとの原因**

老人性うつ病は、下記の2つが主な要因となり発症することが多いといわれています。

環境的要因	仕事を退職した、家族と別居となった など
心理的要因	病気の悪化や老化に伴う身体の衰えによる不安、近親者の死別などの大きなライフイベント、老化に伴う体力や身体の衰え、など

こんなときは医師に報告！

薬を飲んでいるのに、うつ状態が悪化したように感じる
◎薬剤により食欲や睡眠に影響を及ぼし、過鎮静などを起こしている場合もあります。処方されている薬剤を勝手に減らしたりせず、薬物調整を検討します。

認知症と診断されているが、毎日「死にたい」と口にするようになった
◎「死にたい」と発言するときの深刻味が重要です。笑いながら「何もできなくなって、死にたいわ」というような場合は、それほど心配いりません。一方、苦しげな表情で、涙を浮かべながら「もう死にたい」というような場合は、認知症であっても自殺の危険性があります。「死」に関する言動があった場合は、精神科医の診察が必要でしょう。

家族に伝えること

何かを無理強いすることなく、ゆっくりと話をしたり、居心地のよい時間を過ごすことが大切
◎認知症のBPSD全般についていえることですが、何らかのストレスによって、うつ状態が二次的に引き起こされていると考えられます。まず大切なことは、ストレス要因を見つけ、軽減することです。

認知症だからといって、安心してはいけない
◎うつ状態により、食欲や意欲が低下する、睡眠がとれなくなる、他のBPSDが悪化するなどの悪循環になることが多いです。直接「死にたい」と口に出さな

くても、食欲の低下が続くことで生命の危険を脅かす状態につながることも考えられます。

反応が乏しくても、話を聞くことやうれしい気持ちがもてないことではない
◎うつ状態の場合、話しかけても反応が乏しい場合が多いです。また、本当はうれしい場合でも、気持ちを表現しづらくなっています。反応が返ってこないときでも話はきちんと聞いてくれていますし、一緒に過ごす時間をうれしく思えていることが多いのです。

他職種に伝えること

うつ状態が悪化し、食事や水分がとれないときはすみやかに連絡する
◎内服薬の変更、入院の必要性、うつ状態の程度や診断や必要性などを報告および確認します。

IDEA NOTE
❶ 日常生活援助
❷ BPSDのとらえ方とケア
❸ リハビリテーション
❹ 在宅支援
❺ 地域で支えるための支援
❻ ケアマネジメント
❼ 身体拘束
❽ 意思決定支援

うつ状態に対するケアのコツ

>>> うつ状態の程度によって、対応は異なる

うつ状態が軽度の場合は、下記のように対人交流や活動の機会を与えてあげましょう。一方、中等症以上のうつ状態の場合は、それらのはたらきかけが負担になり、うつ状態を悪化させることがあります。中等症以上のうつ状態には、精神科医による治療が必要であり、対応方法も主治医の指示に従います。

うつ状態が軽症の場合

>>> デイサービスへの通所を勧める

家庭に居場所がない、役割がないことが理由でうつ状態になっている人は、デイサービスに通所するだけで、うつ状態が改善することがあります。家族が誘っても嫌がる、引っ込み思案で通所をためらう人は、ケアマネジャーや訪問看護師など、第三者が勧めるとよいかもしれません。
「楽しそうにしていた」「疲れたようだった」など、デイサービス中の様子を評価し、継続を検討します。

認知症の人の意欲が低下しているときは、本人の力だけで何か行動を起こすことは困難である場合も多いです。

>>> 日課に取り組む意欲がないときは、日課表で生活リズムを整える

うつ状態により意欲が低下していると、何事にも取り組む気持ちがもてずに、無為に毎日を過ごしてしまうことがあります。生活リズムが乱れると、身体的・精神的不調をきたす要因にもなるため、本人に合った日課表をつくり、生活リズムを整えるとよいでしょう。日課表は、本人の好きなことや趣味、大事にしてきた活動など、本人の要望を取り入れたものにします。最初は気が乗らない様子がみられるかもしれませんが、毎日くり返していくうちに、少しずつでも行動を起こせるようになるでしょう。

うつ状態が中等症以上の場合

>>> 励ましや声かけはせずに、心身ともに休ませる

中等症以上のうつ状態の人に対する励ましや声かけは、「親切さに応えられない自分が情けない」といった思考を呼び、さらに本人を苦しめる原因となることがあります。心身ともに休養させる必要があり、精神科医と相談して対応を検討しましょう。

＊うつ状態の軽症、中等症、重症は医学的な定義がありますが、本稿では看護や介護の力で何とかできそうな状態を軽症、精神科医など医師に相談したほうがよいと思われる状態を中等症以上と考えてください。

こんなとき どうする?

● BPSDのうつ状態がみられているときに、突然、身近な人が亡くなったとき

認知症があり、うつ状態が悪化するからといって、ライフイベントの事実を伝えないというのは、本人の意思にも反したことであり、好ましい対応ではありません。事実をはっきりとわかりやすく、時にはくり返し伝え、不安に寄り添います。
ショックなできごとや事実を変えることはできません。身近な人が亡くなるといったショックなことは、認知症の本人だけでなく、家族全員が同じ気持ちなので、家族がより一体となって事実をありのままで受け止め、家族の絆をさらに強めることが重要です。

ライフイベントを乗り越えるためにも、生活のなかで適度な役割をもつ活動をして、生きがいをもち続けることが大切です。

● うつ病と診断されたのに、アルツハイマー型認知症のような症状もあるとき

高齢者の場合、うつ症状が認知症の前ぶれであったり、うつ状態が認知症のリスクになることがあります[1]。また、うつ病の高齢者で、認知機能障害の症状がみられることもあります[2]。うつ病と診断されたことがある人では、アルツハイマー病の発症リスクが約2.5倍高いことが示されており[3]、認知症とうつ病の関連性が報告されています。うつ病は他の認知症症状やBPSDとは異なるからといって、対応は大きく変わるというわけでもありません。前述したように、しっかりと症状を観察し、環境要因、身体要因、心理要因の問題解決に努めていきましょう。

● うつ状態に妄想が合併するとき

高齢者のうつ病では、罪業妄想（自分が罪を犯していると思い込んだり、世のなかで起きている悪いことが自分のせいだと思い込んだりする妄想）や心気妄想（自分が大変な病気にかかっているなどと、健康状態の不安感を抱く妄想）などの微小妄想が多いとされ、自殺に注意する必要があります。

認知症に伴う妄想は作話的な傾向が強く、確信性が乏しいとされます。背景には不安があることが多いので、妄想による攻撃性に目を向けるだけでなく、本人の不安に寄り添い、訴えを傾聴するといった態度が重要です。

● うつ状態では食欲低下が起こるはずなのに、むしろ食欲がありすぎる場合

これに関しても、仮性認知症やうつ病は食欲低下が主な症状ですが、認知症におけるうつ状態では食べたことを忘れたりすることが強く出たり、食欲が低下しない場合も多く、むしろ異食や過食となっているケースもあります。適切な量とバランスのとれた食事に心がけ、規則正しい生活環境を整えましょう。

豆知識　うつ状態と鑑別したい「アパシー」

うつ状態と鑑別を要する病態にアパシーがあります。うつ状態は気分の障害ですが、アパシーは意欲の障害であり、すべての認知症でみられ、BPSDのなかでも頻度の多い病態です。うつ病のほか、低活動型のせん妄との鑑別が重要です。

● アパシーとうつ状態の比較

アパシーに特有	両者にある	抑うつに特有
● 反応が鈍い	● 関心の低下	● 不快
● 無関心	● 精神活動の低下	● 希死念慮
● 社交性の低下	● 易疲労性	● 自己批判的
● 自発性の低下	● 睡眠障害	● 罪業的
● 持続性の低下	● 洞察力の低下	● 悲観的／絶望的

Landes AM, Sperry SD, Strauss ME, et al. Apathy in Alzheimer's disease. *J Am Geriatr Soc* 2001；49（12）：1700-1707.

文献
1）日本うつ病学会気分障害の治療ガイドライン検討委員会：高齢者のうつ病治療ガイドライン2020. 日本うつ病学会, 2020.
　https://www.secretariat.ne.jp/jsmd/iinkai/katsudou/data/guideline_20200713.pdf（2023.10.10.アクセス）
2）内藤義彦：疾病予防および健康に対する身体活動・運動の効用と実効性に関する要因. 運動基準・指針の改定のための検討会資料, 厚生労働省, 2012.
　https://www.mhlw.go.jp/stf/shingi/2r9852000002q9dz-att/2r9852000002q9k7.pdf（2023.10.10.アクセス）
3）Sáiz-Vázquez O, Gracia-García P, Ubillos-Landa S et al. Depression as a Risk Factor for Alzheimer's Disease：A Systematic Review of Longitudinal Meta-Analyses. *J Clin Med* 2021；10（9）：1809.
4）小原知之監修：認知機能を維持させるポイント うつ病への対応. エーザイ株式会社ホームページ 相談e-65, 2021.
　https://e-65.eisai.jp/maintenance/who-guideline/point009/（2023.10.10.アクセス）

IDEA NOTE

[アイデアノート]

③

認知症の人への
リハビリテーション

1 【 リハビリテーション・作業療法の開始 】

> BPSDを引き起こさないためにも、日常生活を自立して継続できるように
> リハビリテーションや作業療法を支援することが大切です。

　2015年（平成27年）1月に政府が策定した認知症施策推進総合戦略（新オレンジプラン）において、2025年には認知症の人が700万人になるという将来推計が示されています。65歳以上の約5人に1人という割合にまで認知症の人が増加すると考えられていて、誰もが認知症とともに生きる、または、介護者などとして認知症にかかわる可能性がある社会が想定されています。

　このような社会において、認知症の人が「重度な要介護状態となっても、住み慣れた地域で自分らしい暮らしを、人生の最期まで続けることができる」ことをめざしています[1]。

認知症のリハビリテーションとは

　認知症の人が住み慣れた地域で、日常生活動作（ADL）や手段的日常生活動作（instrumental activities of daily living：IADL）に積極的にかかわり、いつまでも本人の望む暮らしを実現していくために、新オレンジプラン[1]において認知症のリハビリテーションが以下のように示されています。

> 「実際に生活する場面を念頭に置きつつ、有する認知機能等の能力をしっかりと見極め、これを最大限に活かしながら、ADL（食事、排泄など）やIADL（掃除、趣味活動、社会参加など）の日常の生活を自立し継続できる」

認知症の作業療法とは

　昨今、作業療法の手法である「手芸、工作その他の作業」についての解釈は、「移動・食事・排泄・入浴等の日常生活活動に関するADL訓練、家事・外出等のIADL訓練、作業耐久性の向上、作業手順の習得、就労環境への適応等の職業関連活動の訓練、福祉用具の使用等に関する訓練、退院後の住環境への適応訓練」[2]とされました。

　作業療法は、身体障害者と精神障害者の応用的動作能力と社会的適応能力の回復を図ることを目的に、手芸、工作その他の作業を行わせることです[3]。

応用的動作能力	基本的な心身機能を日常生活や社会生活に生かすための能力
社会的適応能力	人とのかかわりや住環境、公共交通機関、商店街などの環境、社会資源などの適応するための能力

- リハビリテーションによって日常生活の継続を支える

  >>> 認知症治療においては、薬物療法だけではなく、認知症に伴う行動・心理症状（BPSD）を引き起こさないためにも、生活障害に焦点を当て、ADL（食事、排泄など）やIADL（掃除、趣味活動、社会参加など）といった日常の生活が継続できるよう支援します。

- 日常生活を自立して継続するための訓練として作業療法を行う

  >>> 認知症の人に対する作業療法は、認知症の人が少しでも長く日常生活の自立を継続できるよう、ADLやIADLの訓練を行うものであり、精神科治療における非薬物療法の代表的なものの1つです。

  >>> 最近では、趣味活動が認知症予防につながる可能性があると報告されています[4][5]。認知症の人にとっても、大切にしている生活や生きがい、自分の役割だと思っていること、楽しみにしている趣味（＝生活行為）が継続・従事できることが大切です。作業療法では、認知症になっても、それらの生活行為が継続できるよう、支援することを目標とします。

IDEA NOTE

❶ 日常生活援助

❷ BPSDのとらえ方とケア

❸ リハビリテーション

❹ 在宅支援

❺ 地域で支えるための支援

❻ ケアマネジメント

❼ 身体拘束

❽ 意思決定支援

豆知識 作業療法の治療として用いる作業の理解

私たちの生活は、その人にとって意味のある生活行為の連続から成り立っていて、生活行為は、人が生きていくうえで営まれる365日24時間連続する生活全般の行為を指します。
また、生活行為は、意思をともなう日常生活の活動であり、人それぞれによって異なり、その人の好みや嗜好性、昔からの生活習慣、置かれた環境などから、ひとりとして同じ生活行為を行う者はいません。さらに、その生活行為は、その人固有の仕方や道具、環境で構成され、人はこの生活行為の遂行から満足感や充実感を得て、健康であることを実感しています。
このような人のあたりまえの生活行為を理解することが、作業療法の治療として用いる作業の基本的な考え方となります。
生活行為には、以下に示すようなトイレや入浴などのADL、調理や買い物などのIADL、仕事などの生産的生活行為、趣味などの余暇的生活行為、町内会などの社会参加活動があります。

● 生活行為の連続

セルフケア
地域活動　　生活行為　　家事
余暇　　仕事

日本作業療法士協会学術部学術委員会生活行為向上マネジメント班編著：生活行為向上マネジメント改訂第4版．日本作業療法士協会，東京，2022：11-12.より引用

● 生活行為の分類

分類	内容
日常生活動作（ADL）	トイレ、入浴、更衣、歯みがき、整容、睡眠など
手段的日常生活動作（IADL）	掃除、料理、買い物、家や庭の手入れ、洗濯、自転車・自動車運転、公共交通機関利用、子供の世話、動物の世話など
生産的生活行為	賃金をともなう仕事、農作業など
余暇的生活行為	趣味、読書、俳句、書道、絵を描く、パソコン、写真、観劇、演奏会、お茶、お花、歌、囲碁、散歩、スポーツ、競馬、手工芸、旅行など
社会参加活動	高齢者クラブ、町内会、お参り、ボランティアなど

日本作業療法士協会学術部学術委員会生活行為向上マネジメント班編著：生活行為向上マネジメント改訂第4版．日本作業療法士協会，東京，2022：15.より引用

作業療法開始のコツ

> > > 作業療法計画を作成し、本人・スタッフと共有して支援する

本人が継続または実施したいと思っている生活行為に対して、作業療法計画を作成し、本人にはもちろん関係スタッフと共有し、支援を行っていきます[8)9)]。①医師の診断から障害される心身機能の推測とリスクの把握、②MMSE（Mini-Mental Examination Measure）などの評価から、国際生活機能分類（International Classification Functioning, Disability and Health：ICF）に基づき、BPSDを引き起こす要因および障害された生活機能（弱み）と残されている生活機能（強み）などの能力をアセスメントします[10)]。

● 認知症の作業療法

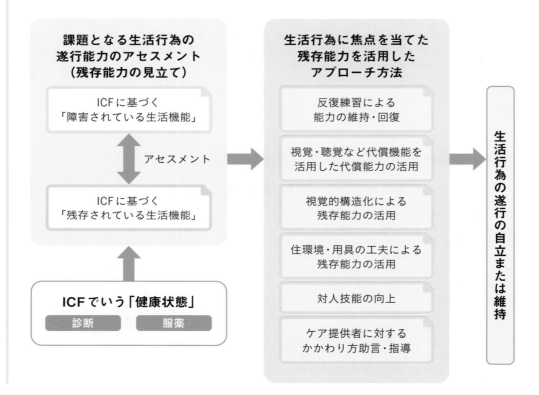

国際生活機能分類とは

国際診断分類（ICD）の補助分類として、世界保健機関（WHO）が2001年、人の生きる機能（生活機能）の分類を定めたものが、国際生活機能分類（ICF）です。医師が診断する疾病などの健康状態と生活機能は別のものであるという考え方が示され、生活機能は人の「心身機能」と「活動と参加」から大きく分類され、その生活機能に影響を与える背景因子として、環境因子、個人因子があるとされています。また、生活機能は健康状態、背景因子の影響を受けつつ、成り立っているとしています。

NOTE IDEA

❶ 日常生活援助
❷ BPSDのとらえ方とケア
❸ リハビリテーション
❹ 在宅支援
❺ 地域で支えるための支援
❻ ケアマネジメント
❼ 身体拘束
❽ 意思決定支援

こんなとき どうする?

● 本人の生活行為や趣味がわからないとき

認知症の人は、本人から生活行為[6] ▶▶▶p.59 について聞き出すことが難しい場合が多く、家族も意外に知らないことが多いのが現状です。そこで、趣味を含む本人の生活歴や仕事歴などから、どのような生活を送ってきたのか推測し、または「興味・関心チェックシート」[7]を参考に把握します。

● 興味・関心チェックシート

氏名:＿＿＿＿＿＿ 年齢:＿＿＿歳 性別 (男 ・ 女)　　　　　記入日:＿＿＿年＿＿＿月＿＿＿日

生活行為	している	してみたい	興味がある	生活行為	している	してみたい	興味がある
自分でトイレへ行く				読書			
一人でお風呂に入る				俳句			
自分で服を着る				書道・習字			
自分で食べる				絵を描く・絵手紙			
歯みがきをする				パソコン・ワープロ			
身だしなみを整える				写真			
好きなときに眠る				映画・観劇・演奏会			
掃除・整理整頓				お茶・お花			
料理を作る				歌を歌う・カラオケ			
買い物				音楽を聴く・楽器演奏			
家や庭の手入れ・世話				将棋・囲碁・ゲーム			
洗濯・洗濯物たたみ				体操・運動			
自転車・車の運転				散歩			
電車・バスでの外出				ゴルフ・グランドゴルフ・水泳・テニスなどのスポーツ			
孫・子供の世話				ダンス・踊り			
動物の世話				野球・相撲観戦			
友達とおしゃべり・遊ぶ				競馬・競輪・競艇・パチンコ			
家族・親戚との団らん				編み物			
デート・異性との交流				針仕事			
居酒屋に行く				畑仕事			
ボランティア				賃金を伴う仕事			
地域活動 (町内会・老人クラブ)				旅行・温泉			
お参り・宗教活動							
生涯学習・歴史							

日本作業療法士協会:生活行為向上マネジメント改定第4版, 東京, 2022:29.
https://www.jaot.or.jp/files/page/wp-content/uploads/2018/12/interest-checksheet2.docx (2023.10.10.アクセス)より転載

文献
1) 厚生労働省:認知症施策推進総合戦略 (新オレンジプラン) ～認知症高齢者等にやさしい地域づくりに向けて～ (概要).
　 https://www.mhlw.go.jp/file/06-Seisakujouhou-12300000-Roukenkyoku/nop1-2_3.pdf#search＝%27%E6%96%B0%E3%82%AA%E3%83%AC%E3%83%B3%E3%82%B8%E3%83%97%E3%83%A9%E3%83%B3%27 (2023.10.10.アクセス)
2) 厚生労働省:医政局長通知 (平成22年4月30日医政発0430第1号)「医療スタッフの協働・連携によるチーム医療の推進について (通知)」
　 https://www.mhlw.go.jp/topics/2013/02/dl/tp0215-01-09d.pdf (2023.10.10.アクセス)
3) 厚生労働省:理学療法士及び作業療法士法 (法律第百三十七号).
　 https://www.mhlw.go.jp/web/t_doc?dataId＝80038000 (2023.10.10.アクセス)
4) 竹田徳則, 近藤克則, 平井寛, 他:地域在住高齢者の認知症発症と心理・社会的側面との関連. 作業療法 2007;26:55-65.
5) 髙杉友, 近藤克則:日本の高齢者における生物・心理・社会的な認知症関連リスク要因に関するシステマティックレビュー. 老年社会科学 2020;42 (3):173-187.
6) 日本作業療法士協会学術部編:作業療法関連用語解説集改定第2版. 日本作業療法士協会, 東京, 2011:65.
7) 日本作業療法士協会学術部学術委員会生活行為向上マネジメント班編著:生活行為向上マネジメント改訂第4版. 日本作業療法士協会, 東京, 2022:29.
8) 池田学監修, 村井千賀編:認知障害作業療法ケースブック 疾患別にみる認知症と作業療法. メジカルビュー社, 東京, 2020:38-42.
9) 池田学:厚生労働科学研究費補助金長寿科学総合研究事業「生活行為障害の分析に基づく認知症リハビリテーションの標準化に関する研究」平成27年度総括・分担研究報告書, 2018.
　 https://mhlw-grants.niph.go.jp/project/26650 (2023.10.10.アクセス)
10) 村井千賀, 長谷川静子, 稲林瞳, 他:こだわりや常同行動を日常ケアに利用することで生活が安定した前頭側頭型認知症の事例. 認知症ケア事例ジャーナル 2009;2 (1):79-85.

2【 アルツハイマー型認知症の作業療法 】

アルツハイマー型認知症は、認知機能障害の程度（軽度・中等度・高度）に合わせた内容で
作業療法を行います。

必 ず お さ え る ！

- ● 認知機能の低下に応じた作業療法を行う
  >>> アルツハイマー型認知症は、ADL/IADLのうち、まずIADLが低下し、MMSEが18点以下になるとADLが低下するという報告があります[1]。また、MMSE17点以下ではADLに、18点以上ではIADLにアプローチしている傾向が報告されています。

● 軽度認知機能低下者と中高等度認知機能低下者の違い

軽度認知機能 低下者	● 記憶機能や見当識（時間）機能、組織化と計画（いわゆる実行機能）や問題解決などの高次認知機能が低下する ● 記憶機能や見当識障害について理解できるので、生活行為に参加できるよう、早期から進行を予測した生活行為の過程の簡単化や文字などの言語機能の代償を用いた環境調整を行うことが重要（各精神機能代償例は下表を参照）
中高等度認知機能 低下者	● 上記の低下に加え、場所の見当識機能の低下、失行症状などの複雑な運動を順序だてて行う精神機能が障害される ● IADLの低下が著しくなり、IADLの工程の一部を担当、もしくはその行為を簡単化することが必要

家族に伝えること

◎軽度認知機能低下者では、後述の取り組みを行うことにより、認知症の人に対する早期からの適切な対応を理解してもらうことができ、認知症の人が望む生活の継続へとつながります。

アルツハイマー型認知症に対する作業療法のコツ

IDEA NOTE

❶ 日常生活援助
❷ BPSDのとらえ方とケア
❸ リハビリテーション
❹ 在宅支援
❺ 地域で支えるための支援
❻ ケアマネジメント
❼ 身体拘束
❽ 意思決定支援

❶ 軽度認知機能低下者

>>> IADLは工程を分析したうえで行為を組み立てる

IADLは、継続できるように工程分析を行い、①企画はどの程度できるのか、②準備はどうか、③何段階の工程が実行できるのか、④ヒントの提示で取り組めるのか、⑤遂行はできるのか、⑥ミスに気づくのか、⑦修正は可能か、を把握し、行為を組み立てていくことが、本人が生活行為を実施できるために求められます。作業療法士が行為を組み立て、その所見をもとに看護師と連携することになります。

すべての工程を実施するのか、一部の工程だけを担当するのかについても検討し、できる限り従事・担当できるように進めることが大切です。

生活行為が本人なりの方法で継続できることにより、認知症の進行を遅らせ、自己有効感の維持からBPSDを予防することができます。

● 工程分析（トイレ動作）（一例）

```
1  排尿・排便のコントロールの有無
2  トイレまでの移動の問題
   ● スタートの姿勢（生活時間に影響）
   ● 室内移動方法
   ● 環境：動線、トイレの環境状況
3  トイレ動作の問題
   ● 操作：照明スイッチなど
   ● 更衣：更衣の種類と数、脱衣・着衣の方法など
   ● 便器へのアプローチ：前方 or 90°回転、180°回転など
   ● 排泄：自発排尿、排泄量など
   ● 後始末：紙操作、拭く動作、ナプキン処理、水洗操作など
   ● トイレの環境：出入りの扉、段差、床の状態（滑りやすさ、
     敷物の有無）、スリッパ着用など
4  トイレ以外での排泄の可能性
```

把握したいこと

①企画はどの程度できる？
②準備はどうか？
③何段階の工程が実行できる？
④ヒントの提示で取り組める？
⑤遂行できる？
⑥ミスに気づく？
⑦修正は可能？

>>> 興味・関心は単純化した質問でたずねる

軽度認知機能低下者の時期に「興味・関心チェックシート」▸▸▸p.61 で本人の興味関心を把握しておくことは、BPSDの予防にも役立ちます。質問も単純化することが必要で、好きな項目については継続できるもしくは取り組めるように検討していきます。

各項目について「過去にしたことがあるか」「好きか、嫌いか」というように質問するなど工夫します。

>>> 人との交流機会をつくり、好きなことを継続できるようサポートする

認知症予防には、人との交流が有効であるといわれます[2]。趣味の機会を提供する、もしくは人と交流できる場を積極的に紹介し、軽度認知機能低下者の時期につなげていくことも大切です。特に早期の段階は、自分ができなくなってきていることが理解でき、そのことで自己効力感が低下し、うつ的になることや、疾患によるアパシー ▸▸▸p.56 により、強い興味にしか関心を示さなくなることから、できる限り好きなことは継続できるよう支援していくことは大切です。

>>>本人の生活行為のリズム・特徴を把握しておく

本人の生活行為のリズムや特徴を把握しておくことで、進行を予測した予防対策を立てることもできます。例えば、散歩を習慣としている場合、記憶機能の長期記憶にあたるエピソード記憶や、言語機能が良好な場合は、道順などを文章にして、「真っすぐな道を進み、右手の大きなビルを右に曲がり…」など、エピソードで覚えられるよう工夫します。

ナビなどを録音して代償するなどの方法が考えられます。最近では、携帯のナビ機能を視覚的に用いる人もいるようです。

また、そのことを家族や周りの支援者とも共有しておきます。特に、本人がよく行く場所を把握し、支援者で共有することは大切です。

失行症状については、さまざまな動作を目で確認できるようにする、または道具を単純にするなどの工夫を検討します。

❷ 中等度認知機能低下者

>>>IADLの工程の一部を担当もしくは簡単化する

中等度認知機能低下者では、軽度認知機能低下者の低下に加え、場所の見当識機能の低下、失行症状などの複雑な運動を順序だてて行う精神機能が障害されてきます。この時期は、IADLの低下が著しくなり、IADLの工程の一部を担当、もしくはその行為を簡単化することが求められます。

例えば、清掃はホウキがけのほうがシンプルな工程になります。このように行為をできる限り、なじみの方法でシンプルにします。

● IADLの工程 (一例)

掃除機をかける	①掃除機のプラグを手に取る ②コンセントを探して挿す ③掃除機のスイッチを入れる ④操作する（掃除機をかける）
ホウキがけ	①ホウキを手に取る ②ホウキを操作する　ホウキのほうがシンプル

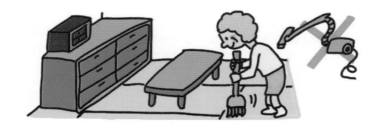

IDEA NOTE
① 日常生活援助
② BPSDのとらえ方とケア
❸ リハビリテーション
④ 在宅支援
⑤ 地域で支えるための支援
⑥ ケアマネジメント
⑦ 身体拘束
⑧ 意思決定支援

>>> シャンプー容器を変更し、洗髪方法を掲示する

入浴時、プッシュ式のシャンプー容器の操作が難しくなったり、シャンプーをしても洗い流すことを忘れたり、洗体を忘れることが増えます。その場合はボトルを押すと洗剤が出るものに変更したり、浴室に洗体やシャンプーの仕方を掲示するなど工夫します。

● 入浴時のADLで考えたい工夫（一例）

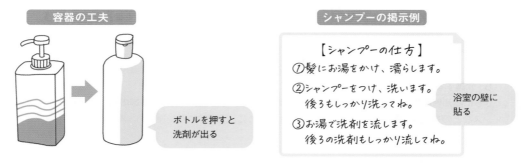

容器の工夫

ボトルを押すと洗剤が出る

シャンプーの掲示例

【シャンプーの仕方】
①髪にお湯をかけ、濡らします。
②シャンプーをつけ、洗います。後ろもしっかり洗ってね。
③お湯で洗剤を流します。後ろの洗剤もしっかり流してね。

浴室の壁に貼る

>>> トイレを流す、トイレの場所を忘れる

トイレ内では、流すことを忘れる、トイレットペーパーの操作が苦手になるなどが生じます。道具はできる限りシンプルにし、文字で生活行為の順番を書いて視線の先に掲示する、また、その生活行為を反復して練習します。
トイレの場所がわからなくなるときは、常夜灯など誘導線を設置します。夜はトイレの電気をつけたままにするなど工夫をします。

● トイレ内の動作の掲示（一例）

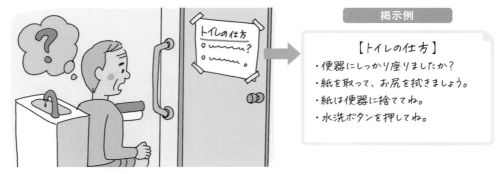

掲示例

【トイレの仕方】
・便器にしっかり座りましたか？
・紙を取って、お尻を拭きましょう。
・紙は便器に捨ててね。
・水洗ボタンを押してね。

● トイレまでの誘導線の表示（一例）

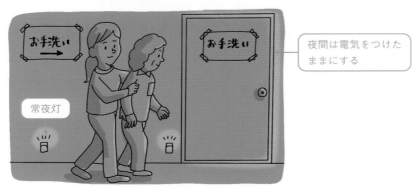

お手洗い

お手洗い

夜間は電気をつけたままにする

常夜灯

>>>衣服は同じ形で、前後わかりやすいものを選ぶ

更衣では、着用する衣服をかぶりシャツにするなど、同じパターンのものにそろえます。前後がわかりやすい模様のものを選ぶなど工夫します。

>>>趣味においても、工程をシンプルに変更する

趣味活動について、縫物であれば袋づくりから刺し子へ、編み物であればセーターからマフラーへ、工程を立体から平面にして、1工程でできるように簡単な作品に変更します。
書字であれば模写字、絵であれば塗り絵など、見た目で理解できるように工夫するとよいでしょう。

>>>常に声かけを意識し、体操などで動作維持に取り組む

この時期は自ら生活の組み立てが難しくなることから、常に声かけなどの介護が必要になってきます。そのことから、介護する側の対応によって、BPSDが生じやすい時期でもあります。
さらに認知機能の低下が高度になる時期を予測し、苦手になる動作、例えば体幹の回旋や体重の前後左右移動のバランスなどの各協調的動作、目的動作が維持されるために、①体幹の回旋運動、②椅子座位から手を床につける、③リズム体操などに取り組むとよいでしょう。

❸ 高度認知機能低下者

>>>覚えていてほしい人物の写真などを貼っておく

高度認知機能低下者になると、人物に対する見当識機能、言語機能の低下、目と手足の協調的な動作をすることが難しくなる精神運動統制機能の低下が生じるといわれます。人物に対する見当識については、最も覚えていてほしい人物の写真などの視覚情報や漢字での名前の提示などで代償します。

>>>言葉が難しくなってきたら、絵カードなどを活用する

言語機能として言葉による伝達が困難になってきた場合は、ジェスチャーや絵カード、道具の活用（例えば「風呂に入る」を理解してもらうために、風呂桶とタオルを見せるなど）で、理解を進めます。

● 電話機の工夫

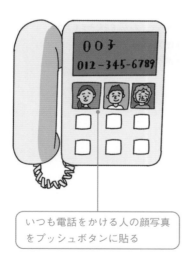

いつも電話をかける人の顔写真をプッシュボタンに貼る

● 絵カードの利用

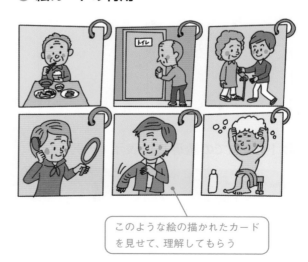

このような絵の描かれたカードを見せて、理解してもらう

>>> 単語のかけ声で次の行動を誘発する

精神運動統制機能が低下してくると、運動機能は良好に保たれているにもかかわらず、立ち座りや歩行など身体を動かすことや、自発的に行動することが苦手になります。その場合は、単語でのかけ声やジェスチャーを活用し、行動の誘発を図ります。例えば「トイレに行きましょう」と誘導する場合、長文ではなく、単語レベルで「トイレ」と声かけします。あわせて、ジェスチャーで膀胱あたりを押さえるなど、サインを決めて誘導できるとよいでしょう。

>>> 移動手段を歩行車や車椅子に変更する

移動手段を、手引き歩行または歩行車、注意機能や意識機能が変動し、転倒のリスクが高いまたはマヒがあるなどの場合は、車椅子に変更するなど安全にできる動作方法への変更や、安全な環境を整えるなどの対応が求められます。

● 歩行車（一例）

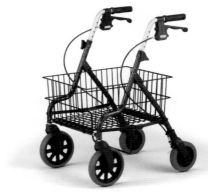

（画像提供：株式会社イーストアイ）

>>> 安楽な座位を工夫して、寝たきりを防ぐ

まったく歩行できない人の場合、寝たきりにしてしまうと、関節の拘縮や肺炎などを引き起こしやすくなります。そのため、日中、安楽に座っていられる座位を工夫をしていくことが大切です。

● 安楽な座位を保つための工夫

ティルト・リクライニング座位

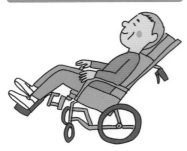

● 起立性低血圧など座位の耐久性を高め、安楽な座位の確保を図る

抱き枕の利用

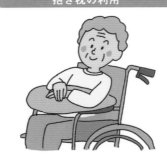

● 抱き枕を利用することで、肩の重みを解消する

文献
1）池田学：厚生労働科学研究費補助金長寿科学総合研究事業「生活行為障害の分析に基づく認知症リハビリテーションの標準化に関する研究」平成27年度総括・分担研究報告書，2018．
2）日本作業療法士協会学術部学術委員会生活行為向上マネジメント班編著：生活行為向上マネジメント改訂第4版．日本作業療法士協会，東京，2022：29．

IDEA NOTE
❶ 日常生活援助
❷ BPSDのとらえ方とケア
❸ リハビリテーション
❹ 在宅支援
❺ 地域で支えるための支援
❻ ケアマネジメント
❼ 身体拘束
❽ 意思決定支援

3 【 レビー小体型認知症の作業療法 】

レビー小体型認知症に生じやすい知覚障害に、十分配慮してかかわることが大切です。知覚障害に対する環境調整や、錐体外路症状の対策なども並行しましょう。

必ずおさえる！

● **レビー小体型認知症は知覚障害が生じやすい**

>>> レビー小体型認知症は知覚障害が生じやすく、介護抵抗や激しい暴力の約4割がレビー小体型認知症であることが知られています。これらの知覚障害により、不安が強いという特徴があります。

● **注意機能は低下、記憶・見当識機能は比較的維持されている**

>>> 注意の転導性など、注意機能の低下も目立ちます。一方、記憶機能、見当識機能などは意識が鮮明なときは比較的維持される特徴があり、言語機能や段取り、判断などの高次認知機能が良好なことが多いことから、認知機能がしっかりしているときは症状の理解ができることもあります。しかし、認知機能の低下が高度になると、アルツハイマー型認知症と同様の症状となります。

● **パーキンソン症状に対する転倒防止策を考慮する**

>>> 錐体外路症状も合併しやすいことから、進行とともにパーキンソン症状が生じやすい特徴があります。そのため、手すりの設置などの転倒予防や、抵抗器付き歩行補助具の使用など、その対応も考慮しておくことが大切です。

● 抵抗器付き歩行補助具

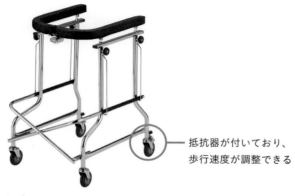

抵抗器が付いており、
歩行速度が調整できる

（画像提供：株式会社星光医療器製作所）

レビー小体型認知症に対する作業療法のコツ

IDEA NOTE

❶ 日常生活援助

❷ BPSDのとらえ方とケア

❸ リハビリテーション

❹ 在宅支援

❺ 地域で支えるための支援

❻ ケアマネジメント

❼ 身体拘束

❽ 意思決定支援

>>> 注意を共有し、説明を行ったうえでケアを提供する

知覚障害の症状がある場合は、ケア提供時に名前を呼んで注意を共有したうえで、どのようなケアを提供するのか説明し、理解をうながしたうえでケアを提供するようにしましょう。

知覚機能の障害を客観的に言葉で理解できるよう促すことで、不安感を軽減できます。

>>> 集中できる作業を導入すると不安軽減につながる

注意機能に対して、刺激の少ない環境や周囲の理解などの環境を評価しておくことが求められます。
特に、これらの知覚障害など不安に対して、本人が集中できる好きな作業（趣味活動など）に誘導することで不安が軽減されることが知られています。

● 知覚障害によって生じる反応（一例）

- 洋服の毛羽立ちが剣山のように感じ、更衣の介助を不用意に行うと、本人は防衛のつもりで激しく介護抵抗をすることがある
- 介護者との不用意な接触が、本人にとって殴られたと思うほどの強い刺激に感じ、過度に不安がる、または抵抗につながることもある
- 味覚に知覚障害がある場合は、本当はごはんの味しかしないはずが、辛味や苦味を感じるなどの障害が生じ、拒食につながる、毒が入っていると勘違いするなどが生じる

4【 前頭側頭型認知症の作業療法 】

前頭側頭型認知症の特徴に合わせて、視覚や聴覚への刺激を減らし、本人が混乱しない生活、環境を組み立てることが大切です。

必 ず お さ え る ！

- **早くから人格変化や社会的認知の障害を認め、特徴的な症状を呈する**

  >>> 前頭側頭型認知症では、前方連合野の障害により、無関心や自発性の低下を認めます。また、前方連合野による脳の各部位への抑制が外れるため、特徴的な症状が出現します。後方連合野が解放されると、被影響性が亢進し、目の前にある物を触ったり、持ったりするようになります。基底核が解放されると常同行為を認め、大脳辺縁系が解放されると、いわゆる「わが道を行く」行動をとるようになります。
  正しい診断がなされないと対応に苦慮しますが、特徴的な症状をケアに活かすことで、行動を予測することができます。

前 頭 側 頭 型 認 知 症 に 対 す る 作 業 療 法 の コ ツ

>>> 視覚的に確認できる日課表で生活を組み立てる

早い時期からジャスチャーなどのコミュニケーションの取り方や視覚などで、本人を誘導する方法を検討します。よく用いられるのは日課表を掲示するなど、時間割的生活を組み立てます[1]。

>>> 本人が混乱しない環境、かかわりを提供する

本人の障害される精神機能を理解し、早期から本人の使うものは同じ色に統一する、座る場所を決めるなど、本人が理解しやすいよう配慮する。できる限り視覚や聴覚の刺激が少ないように環境を整え、さらに、周囲もそのことを理解し、本人が混乱しないようにかかわり方を統一することが重要です。

● 時間割的生活を組み立てるうえでの日課表の掲示例

【1日の日課表】（掲示）

6：30	起床・着替え	12：00	昼食
7：00	朝食	13：30	作業
7：30	洗面・歯みがき	15：00	お茶の時間
9：30	検温・入浴	18：00	夕食
10：00	お茶の時間	18：30	歯みがき
10：30	運動プログラム	20：00	就寝

> 何時からは何をする、といったことを紙に書き出し、1日の生活を視覚的に確認できる

文献
1）村井千賀, 長谷川静子, 稲林瞳, 他：こだわりや常同行動を日常ケアに利用することで生活が安定した前頭側頭型認知症の事例. 認知症ケア事例ジャーナル 2009；2（1）：79-85.

5 【 作業療法の主なプログラム 】

作業療法は、運動プログラムや生活活動、創作活動など、さまざまな作業のなかから本人が興味を示す、できそうなものを取り入れ、治療手段として活用します。

必ずおさえる！

- **レジャー活動の参加が活動性を上げて、介護負担の軽減にもつながる**
  - >>> 認知症の人がレジャー活動に参加することで、活動性が向上します。さらに、他者との交流やポジティブな感情を個別に評価し、それに合った活動を提供することによって、その効果は増大します。本人への影響だけでなく、介護者の技術や自己効力感が向上し、介護負担が軽減されるともいわれます[1]。

こんなとき どうする?

● 本人の理解が得られず、運動プログラムの導入が難しいとき

昨今、認知症についても、生活習慣病予防と同様に、有酸素運動や筋力向上トレーニング、さまざまな認知機能にはたらきかけつつ運動を行う認知予防運動プログラムの「コグニサイズ」などが有効だといわれています。しかし、認知症の人に「運動をしましょう」と言っても、理解されなかったり注意が続かず、導入が困難との意見をよく聞きます。

むしろ、歌や楽しいレクリエーション要素を取り入れながら、運動の中身については日常生活動作に必要な動作や、筋力増強に資する一連の運動が練習できるようプログラムを組み立てることが求められます。当院で取り組んでいる運動プログラムを紹介します[2][3]。

● 運動プログラム（60分）の紹介

[目的] ①意識・代謝機能の改善および廃用症候群の予防
②歩行能力など基本動作の維持・改善

[実施内容] (約3.4メッツ)*

①**ストレッチ**（15分）
体幹の回旋、下肢の挙上、腿上げ、足踏み、座った状態で両手を床につける、スクワットなど下肢筋力や基本的動作の練習

②**円陣での風船バレーボール**（15分）
注意機能の改善、座位バランスなどの改善など

③**円陣でのサッカー**（20分）
注意機能や基本的動作の改善

④**歌に合わせた指体操やリズム練習**（10分）
二重課題練習、呼吸練習

---

*健康づくりのための身体活動基準2013（厚生労働省）では、65歳以上の場合、強度を問わず、身体活動を毎日40分（＝10メッツ・時/週）

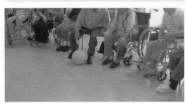
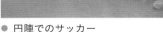

● 円陣でのサッカー

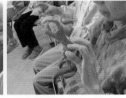

● 指体操、リズム練習

IDEA NOTE
❶ 日常生活援助
❷ BPSDのとらえ方とケア
❸ リハビリテーション
❹ 在宅支援
❺ 地域で支えるための支援
❻ ケアマネジメント
❼ 身体拘束
❽ 意思決定支援

作業療法のコツ

>>> 本人が興味を示すもので、できそうな作業活動を導入する

作業療法は、本人の好きな、楽しみにしている、生きがいである、役割である、その人にとって意味のある、さまざまな作業を治療手段として活用します。1人ひとりの作業活動を、「興味・関心チェックシート」 ▶▶▶p.61 を活用して調査し、本人が興味を示す、できそうな作業活動を導入していきます。

作業活動もできる限りシンプル化し、見ただけでイメージできるようにするとよいでしょう。

● 作業療法で用いる作業活動（一例）

対象	作業活動の種類	具体例
1. 基本的能力 (ICF：心身機能・身体構造)	感覚・運動活動	物理的感覚運動刺激（準備運動を含む）、トランポリン・滑り台、サンディングボード、プラスティックパテ、ダンス、ペグボード、プラスティックコーン、体操、風船バレー、軽スポーツなど
2. 応用的能力 (ICF：活動と参加・主に活動)	生活活動	食事、更衣、排泄、入浴などのセルフケア、起居・移動、物品・道具の操作、金銭管理、火の元や貴重品などの管理練習、コミュニケーション練習など
3. 社会的適応能力 (ICF：活動と参加・主に参加)	余暇・創作活動	絵画、音楽、園芸、陶芸、書道、写真、茶道、はり絵、モザイク、革細工、籐細工、編み物、囲碁・将棋、各種ゲーム、川柳や俳句など
	仕事・学習活動	書字、計算、パソコン、対人技能訓練、生活圏拡大のための外出活動、銀行や役所など各種社会資源の利用、公共交通機関の利用、一般交通の利用など
4. 環境資源 (ICF：環境因子)	用具の提供、環境整備、相談・指導・調整	自助具、スプリント、義手、福祉用具の考案・作成・適合、住宅等生活環境の改修・整備、家庭内・職場内での関係者との相談調整、住環境に関する相談調整など
5. 作業に関する 個人特性 (ICF：個人因子)	把握・利用・再設計	生活状況の確認、作業の聞きとり、興味・関心の確認など

日本作業療法士協会学術部編著：作業療法ガイドライン（2018年度版）．日本作業療法士協会，東京，2019：13．より引用

● 当院における作業活動例

● 当院における作業活動のなかで多く導入されているのは、模写字、塗り絵、写経、刺し子、段通織り、園芸活動、畑作業、スティック手芸、パズル（2〜20ピース）、スキルスクリーン、ぼんぼん手芸、軽作業（メモ帳づくりなど）などである

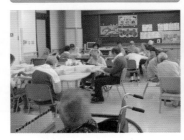

作業活動風景

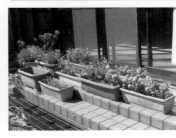

園芸活動

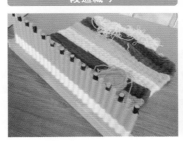

段通織り

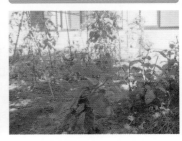

畑作業

文献
1）日本作業療法士協会学術部編著：作業療法ガイドライン 認知症．日本作業療法士協会，東京，2019：3-4．
　https://www.jaot.or.jp/files/page/wp-content/uploads/2014/05/guideline_Dementia-1.pdf（2023.10.10.アクセス）
2）村井千賀，北村立：認知症高齢者のリハビリテーション．精神科救急 2010；13：64-68．
3）村井千賀，上野真季，北村立，他：認知症高齢者の転倒・転落事故予防　認知症病棟における運動プログラムを中心とした転倒予防．認知症介護
　2009；10（3）：51-58．

IDEA NOTE

❶ 日常生活援助

❷ BPSDのとらえ方とケア

❸ リハビリテーション

❹ 在宅支援

❺ 地域で支えるための支援

❻ ケアマネジメント

❼ 身体拘束

❽ 意思決定支援

6 【 地域生活における作業療法 】

地域移行へ向けた取り組みとして、退院後通所サービスの利用を想定した作業を導入し、生活リズムを整えていきます。地域生活のなかで、本人に合わせた通所サービスの推進を図り、院内・地域の多職種で連携しながらBPSDや寝たきりの予防に努めます。

必ずおさえる！

● 退院に向けて、作業療法や生活リズムの調整を図る

>>> 服薬調整によりBPSDの改善がみられ、意識や活力と欲動機能、注意機能の改善がみられるころから、作業療法士は、退院に向けて退院後通所サービスの利用を想定し、調整を図ります。家族からの情報や「興味・関心チェックシート」から本人が好む作業を導入し、認知機能の改善および自己効力感の向上、生活リズムを整えていきます。また、退院後デイサービスの利用を想定し、毎日、日中の作業療法への参加を看護師と連携して促し、生活のリズムを整えます。

● 退院前カンファレンスでは、本人の情報を丁寧に申し送る

>>> 退院に際しては、地域の介護支援専門員（ケアマネジャー）や通所サービス提供者を交えたカンファレンスに参加し、患者の認知機能の特性と本人のできるADL能力と対応上の留意点、退院後通所サービスで実施するとよいプログラムについて、丁寧に申し送ります。

● 退院後早期から通所サービスの利用を勧める

>>> 地域生活では、今後の認知症の進行を予測し、家族の介護負担の軽減を目的に、早い時期から通所サービスの利用を勧めます。通所サービスへスムーズな参加ができるよう、通所サービス内で実施するとよい運動や趣味活動のプログラムを、役割、楽しみなど、本人の興味・関心を含めた情報と合わせてケアマネジャーをはじめ、通所サービスの担当者に指導・助言し、連携を推進します。

● 疾患・能力に合わせた対応をサービス提供者とも共有する

>>> 本人の疾患の特徴や能力の特性からくる対応方法など、ケアマネジャーと同行訪問を通して、サービス提供スタッフとも連携し、BPSDの予防に努めていきます。

● 適切な福祉用具の選定を配慮する

>>> 無為・無動から寝たきりになることを防ぐため、適切な福祉用具の選定についてもケアマネジャーと連携し、配慮していきます ▸▸▸p.105 。

IDEA NOTE
[アイデアノート]

認知症の人の
在宅支援

1 【 在宅でのアセスメントの視点 】

地域で生活するということは、食事や排泄、入浴に着替え、金銭管理や移動と、さまざまな生活に関する行動を行うことで成り立ちます。認知症が進行すると、それらをすべて行うことは難しく、支援が必要になってきます。その人らしい生活が維持できるよう、できること、できないことをしっかりと見きわめ、支援することが求められます。

必 ず お さ え る ！

● **その人の生活背景を知る**

>>> その人がどういった場所で生活し、地域とどういったかかわりをもっているのか、今までの生活やこれからの生活にどのような思いをもっているのかを知ることが大切です。

● **できていることを確認する**

>>> 認知機能の低下に伴い、今までできていたことができなくなり、認知症の人は不安を抱えてしまうことが多いです。まずは、今できていることをしっかりと伝え、できていることを継続して行ってもらうことで、自分にもまだまだできることがあるとの自信と安心感につながります。

● **その人が困っていることを知る**

>>> その人が生活をするうえで、何に困っているかを知ることから始めます。できないことからではなく、困っていることから介入することが大切です。

● **体調の管理は十分に注意する**

>>> 在宅での生活では、体調が安定していることが大切です。認知症の人は、体調の悪化をうまく他者に伝えられないことがあります。ときには緊急を要する場合もあるため、体調の管理には十分に注意します。

エピソード 気になる様子は医師に相談

ひとり暮らしの認知症の人の家を訪ねた際に、いつもコタツにゆったり座っている人が、その日は表情も険しく、そわそわ落ち着かない状態で何度もトイレや台所、居間と行き来していました。どうしたのか聞くも「なんもわからんくなって。あれ？ 私、さっきもトイレにいっとたかね。おなかのあたりが何かおかしいわ」と何度もくり返し話していました。
訪問中もトイレに何度も行っていたことや、下腹部を気にする様子があったことから、医師に相談し、尿路感染症の疑いがあると判断しました。家族に連絡し、受診につなげることができました。

こんなときは医師に報告！

その人がイメージしやすいよう具体的に伝える

◎どういった生活環境のなかで生活しているのか、近隣との関係性はどうなのか、協力者はいるのか、など、その人のことがイメージしやすいよう具体的に伝えます。

◎実際に本人が生活する場所に行き、その様子を具体的に伝えることで、その人の人となりや、生活習慣などがイメージしやすくなり、何かあった際の早期介入や、よりよい治療環境への一歩につながります。

いつもと違う、何か変だと感じたら早めに相談する

◎顔色が悪い、表情が乏しい、焦燥感が強いなど、いつもと違って何か変だと感じた場合には、早めに医師に相談し、対処する必要があります。

医師は診察の場面以外では、なかなか認知症の人とかかわることが少ないです。

最近はスマートフォンを持つ家族が多いので、部屋や台所の様子などを撮影してきてもらい、その画像を見て、作業療法士が環境整備をアドバイスすることがあります（＝フォト・アセスメント）。また、夜間せん妄など家での困った様子を撮影してもらい、動画を見て医師が診断することもあります。

家族に伝えること

本人の状態を具体的に伝える

◎現在のその人の状態について、何ができて何ができないのか、どういったことに困っているのかをしっかりと伝えます。

本人・家族の望む生活を一緒に考える

◎その人がどういった生活を望んでいるのかを伝え、家族の思いも聞きながら、双方にとっての最善案を一緒に考えていきます。

何かあれば、すぐに相談できる、総合的に診てもらえるかかりつけ医を決めておくとよいです。

はじめての介護申請では、どこへ申請手続きに行けばよいか、わからない家族も多いです。また、いざ申請して介護認定が下りても、たくさんある事業所のなかから、どこを選べばよいのか、また、どこに連絡をすればよいのかがわからず、戸惑う家族も少なくありません。家族が混乱しないよう、市町村に応じた介護申請の流れを知っておくと支援がスムーズにいきやすいです。▶▶▶p.103

経過に応じた情報提供を行う

◎今後の見通しを示しつつ、認知症の進行状況や生活行動に問題が生じてきた過程に応じて、地域での相談場所や介護サービスなどの資源の情報提供を行います。

体調の変化があれば、早めに受診する

◎体調の変化などがあった際には、家族へ伝え、早めの受診へつなげます。

他職種に伝えること

ケアマネジャーと情報を共有する

◎介護支援専門員(ケアマネジャー)がついている人は、一緒に情報を共有することで互いの専門性を発揮した支援が可能となります。

認知症や精神症状の程度、薬の必要性など、医療側からの見立てを伝えることで、本人に合った支援の幅が広がります。困ったときなどには、いつでも相談してほしいと伝えておくと、より地域との良好な関係が築けるでしょう。

IDEA NOTE

❶ 日常生活援助
❷ BPSDのとらえ方とケア
❸ リハビリテーション
❹ 在宅支援
❺ 地域で支えるための支援
❻ ケアマネジメント
❼ 身体拘束
❽ 意思決定支援

在宅でのアセスメントのコツ

>>> 認知症の特性を理解する

認知症は進行するにつれ、食事や排泄、入浴といった日常生活動作（ADL）の部分に支障をきたします。ADLの低下は、金銭管理や買い物、服薬、掃除といった生活のなかでの幅広い動作に影響を及ぼし、それらは認知症の人の生活の質（QOL）の低下にもつながります。

認知症の人が、その人らしく生活できるよう、ADLの部分だけに着目するのではなく、その先につながる生活を見すえた介入をしていくことが必要です。そのためには、認知症の特性を理解し、その人にとってわかりやすい方法を見つけていくことが大切になります。

>>> 認知症の人の取り巻く環境を整理する

認知症の人の周りには、家族や親戚、近所住民などの「人的環境」から、住む場所や交通手段など「物理的環境」、家庭や地域における役割など「社会的環境」が存在します。

認知症の人が安心して暮らすためには、環境がとても大切です。それらの環境が本人に与える影響について考え、統合することで、「その人らしい生活」をめざすことができます。

こんなとき どうする？

● 会話の内容が本当のことなのか、取り繕いによる内容なのかわからないとき

まずは、しっかりと認知症の人の話を聞くことが大切です。その内容がどうであれ、認知症の人にとっては聞いてほしい話であり、取り繕いは自分自身の尊厳を守る意味があることを理解しましょう。

よく、家族の人が訪問に同席すると「あのようにしっかりしたことを言っていますが、実際はできていないことも多いんですよ」「また同じことばっかり言って、聞き飽きました」と言われることがあります。普段、そばで本人をみている家族としては、医療者に本当の姿を知ってほしいという思いや、認知症になった家族に対しての思うようにいかないジレンマから、もどかしさを感じていることもあります。双方の思いを確認しながら、家族にとって同じ話を聞くことが負担であれば、医療者が訪問した際にゆっくり時間をかけて話を聞きます。

事実は、本人の言葉のなかにもたくさんのヒントがありますが、実際に訪問している家のなかの様子や、本人の尊厳が傷つかないように本人がいないところで家族から話を聞いたり、本人から話を聞くのとは別に、異なる方法で情報収集を行うことが望ましいです。

● 家族と疎遠の場合や身寄りがいないとき

ひとり暮らしの認知症の人への支援の場合、何かしらの問題が出てくると、地域住民から市町村に連絡が入り、市町村との連携のなかで医療が介入することが多いです。また、その人の生活状況の把握が難しいこともあります。認知症は行政、医療、福祉だけでは支えきれない部分も多く、地域の民生委員や近所の住民、その人がよく行くスーパーの店員など、少しずつ地域のなかで支援者を増やし、見守ってもらうことも必要です。

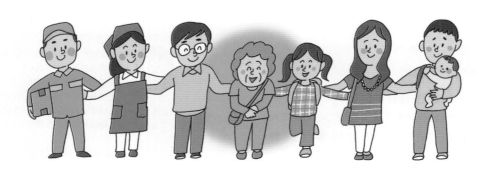

IDEA NOTE

① 日常生活援助

② BPSDのとらえ方とケア

③ リハビリテーション

❹ 在宅支援

⑤ 地域で支えるための支援

⑥ ケアマネジメント

⑦ 身体拘束

⑧ 意思決定支援

2【在宅での食生活への支援】

食事をするためには、献立を考え、材料を買い、材料を切り、調理、盛り付け、食べる、片づけるといった多様な工程をこなす必要があります。しかし、認知機能が低下してくると、この工程を順序だてて行うことが難しくなります。認知症の人が、どの部分ができ、どの部分を苦手とするのか、しっかりと見きわめ、支援していくことが大切です。

必ずおさえる！

- **今までの食生活について確認する**
  >>> どこに買い物に行き、どのようなものを購入しているのか、昔から料理をしてきているのか、まったくしたことがないのかなど、その人の食生活について知ることが大切です。

- **認知機能障害の程度を確認する**
  >>> 食事をする過程には、さまざまなプロセスがあり、そのプロセスのどこに問題を生じているかを把握することで、介入の仕方も異なります ▶▶▶p.20 。特に認知症初期では、食品の管理が問題になることが多いため、家族や他職種との連携が必要です。

こんなときは医師に報告！

食生活での行動に変化が現れてきたとき
◎買い物に行くたびに同じものを買ってくるようになり、冷蔵庫のなかの整理ができなくなってきたなど、食生活での行動に変化が現れてきた際には、情報を共有します。

生活のなかでの変化は、本人の認知機能の程度が大きく影響してきます。おかしいと感じたことを医師と共有することで、今後の見通しや治療の方向性の参考にもなります。

家族に伝えること

1つの失敗で、すべてができないと判断しない
◎食事の準備のなかの1つのことができなくなったからといって、すべてできないわけではないことを伝えます。

特に女性の場合、台所に立って食事を作ることは長年行ってきたことであり、何か1つの失敗で、その役割を奪ってしまうことは、自尊心を傷つけることにもつながります。できないことに着目するのではなく、できることに着目し、できることをどんどんしてもらうことで、家庭内での役割の維持にもつながります。

他職種に伝えること

食品管理と食事摂取量を確認する

◎ひとり暮らしの人には、食品の衛生管理が難しくなってきていることを伝え、本人と一緒に確認してもらうように伝えます。

◎食事をしっかりと食べているか、食事の偏りがないかを確認してもらうことも大切です。

認知症の人によっては、食事を食べていなくても「ごはんに味噌汁に…」と、あたかも食べたかのように上手に話をすることもあります。ヘルパーの訪問時間を少しずらし、実際に食事を食べているところを見てもらうことで、実際の食生活を把握することができます。

在宅で食生活を支援するときのコツ

>>> 認知症の人の信頼関係を大切にする

女性の場合、冷蔵庫のなかや台所は、その人にとってのプライベートな場であり、他人に入ってほしくない場所であることも多いです。きちんと料理ができているか、冷蔵庫のなかがどうなっているか、などの確認を急ぐのではなく、まずはその人との信頼関係をつくることから始める必要があります。

会話のなかで食事に関するキーワードが出た際に、「ちょっと見せてもらってもいいですか」など、自然に入っていくとよいです。

>>> 認知症の人の生活圏を確認する

その人が生活している環境によって、食事への支援は大きく異なります。歩ける距離にコンビニエンスストアやスーパーマーケットなどがあるのか、そこまでの移動手段は何か、畑をもっており自給自足の生活をしているのか、など、本人と一緒に生活圏を一度歩いてみると、その人の食生活がより具体的に見えてきます。

>>> 結果ではなく過程を大切にする

食生活は、その人のこれまでの生活の知恵が形となって表れます。例えば、「魚が安かったから、干物にして保存しておいたら、いつでも食べられる」と、干物を作ったのに、それを忘れてしまい、腐らせてしまうことがあります。干物を腐らせたという結果だけを見て、「そんなにたくさん作って」「もう作らなくてもいい」と言ってしまうと、認知症の人にはただ否定されたという感情だけが残り、認知症の人の思いを傷つけてしまいます。どうしても結果に目を向けてしまいがちですが、どうしてそれをしようと思ったのか、結果に行くまでの過程をふり返ることで、認知症の人の思いを大切にすることができ、今後の支援のきっかけづくりにもつながります。

エピソード 食品を腐らせないよう、自分なりの対策を考えた過程を尊重する

Aさんは、いつも買ってきたものを冷蔵庫に入れず、テーブルに置きっぱなしにしてしまいます。そのため、食品が腐ってしまい、コバエが家のなかを飛びまわり、不衛生な状態が続いていました。家族が来て冷蔵庫に入れるよう注意しますが、「わかった」というだけで、なかなか行動にはつながりません。そのうちに、家族が来ると「何しに来た？ 勝手に物を捨てるな」と怒るようになりました。

困った家族からの相談で、訪問看護が導入されました。少しずつ話を聞いていくなかで、「食べ物が知らないうちに腐っていること」「コバエが発生し、とても困っていること」、そして「冷蔵庫に食べ物を入れてしまうと、忘れてしまうから、見えるところに置いてあること」などAさんの思いを聞くことがで

きました。Aさんには、食事を作る時間帯にヘルパーを導入して、一緒に冷蔵庫にある食品の消費期限を確認し、たくさんあるものをメモに残して台所に貼ることで、以前よりも台所周囲がきれいに保てるようになりました。

なぜ冷蔵庫に入れないのか、と思うかもしれませんが、その行動には認知症の人なりの理由があります。Aさんは、冷蔵庫に食品を入れたことを忘れてしまうので、自身で考え、テーブルの上に置くという方法をみつけたのです。結果はどうであれ、Aさんは自分の困ったことに対して、一生懸命考えて行動したのです。その過程をしっかりと知り、尊重することがAさんの生活の質を維持することにもつながります。

● ガスコンロの火を消し忘れるとき

IHコンロに交換するとよいのですが、今まで使用したことのないものを使うのは、認知症の人にとっては、使い方を覚えるという時点から問題が生じます。電化製品やメモ書きなど、必要に応じた支援を考えていく必要があります。

安全装置のついたガスコンロや電気ポットの導入、本人の目につく場所に「火を使っているときは離れない」などのメッセージを書く、配食サービスの利用などを工夫・検討しましょう。

● 冷蔵庫に消費期限が過ぎた食品が入っているとき

多くの認知症の高齢者は、戦後の物のない時代を経験しています。消費期限が過ぎた食品であったとしても、「もったいない」「においでわかるから」と、捨てずに食べてしまうこともあります。一緒に確認し、食中毒のリスクがあることを説明し、同意のもとで認知症の人が見えない場所に廃棄するか、家族に持ち帰ってもらうのも1つの方法です。

腐ったものを捨てるのが面倒になり、そのまま放置してしまいがちなため、一緒にゴミ袋にまとめるなど最後まで行うことが大切です。

● 同じものを買ってきてしまうとき

冷蔵庫の中身を一緒に確認し、買う必要のないものをメモして見える形にすることで、買い物がしやすくなります。また、一緒に買い物に行くのも1つの方法です。

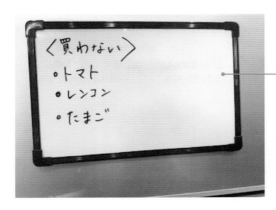

● 冷蔵庫のなかにあるものをホワイトボードなどに記入し、認知症の人の目に入りやすい場所に貼る

● 買わないものを書いておくことで、買い物がしやすくなる

家族の支援を受けられる人は、一緒に買い物に行ってもらうことで、適切な買い物ができると同時に、一緒にでかける楽しみや家族の会話も広がります。買い物の際は、すべてを家族が行うのではなく、認知症の人が自分で食べたいものや、ほしいものを選ぶことも大切です。食べ物から季節を感じ、自分の手で触れ、匂いを感じることは、その人にとってよい刺激になります。家族に買い物を一緒に行くことの本当の意味を伝えて、協力してもらうことで、家族の感じ方も変わるのではないでしょうか。

IDEA NOTE

❶ 日常生活援助

❷ BPSDのとらえ方とケア

❸ リハビリテーション

❹ 在宅支援

❺ 地域で支えるための支援

❻ ケアマネジメント

❼ 身体拘束

❽ 意思決定支援

3 【 在宅での排泄への支援 】

失禁など排泄によるトラブルは、本人だけでなく介護者にも大きなストレスを与えます。
一見、理解しがたい行動であったとしても、そこにはそのように行動してしまう理由があります。
その人に応じた支援を考えていきましょう。

必ずおさえる！

- **認知症の人の排便・排尿パターンを把握する**
  >>> 排便・排尿パターンは生活環境や生活リズム、食生活などにより、個々で異なります。その人にとっての正常パターンを把握することで、異変を早期にキャッチすることができます。

- **尿路・排便障害が、機能障害によるものかどうかを判別する**
  >>> 今起きている現象が、機能障害によるものなのか、認知機能の低下によるものなのかを判断することで、身体症状の悪化を防ぎ、認知症の人の苦痛軽減につながります。

- **認知機能低下による問題行動は、その背景を考える**
  >>> 人が排泄するまでには、たくさんの過程が存在します。認知症の人がどの部分で困難さを感じているのか、認知機能の低下により何ができなくなっているのかを知ることで、その人に合った支援を提供できます。

こんなときは医師に報告！

機能障害が疑われたら、受診へつなげる
◎尿路障害や排便障害など機能障害が疑われる場合は、すみやかに医師に伝え、泌尿器科の受診などにつなげます。
◎排便状況に応じて、下剤の調整などを医師に相談します。

家族に伝えること

排泄パターンの観察を依頼する
◎排泄パターンは訪問看護だけでは把握できないため、日ごろの排泄パターンをカレンダーやノートにチェックしてもらうようお願いします。
◎トイレの場所や物品などが認知症の人にとって使いやすいものかどうかを一緒に確認し、家族が負担にならない方法を一緒に考えます。

排泄行動をスムーズにするため、ズボンは上げ下げのしやすいゴム紐のものや、少し大きめのものを用意してもらうとよいです。

◎家族であっても、排泄の失敗を指摘されることは自尊心が傷つきます。排泄の失敗があっても、過度に注意しないことが大切です。

一度の失敗で「まったくできなくなった」とは考えず、失敗したときの状況から、その人のできることを一緒に考えます。すべてを手伝おうとせず、本人のできることはしてもらえるよう伝えていくことが必要です。

他職種に伝えること

具体的に相談して対応策を考える
◎排泄行動のうち、どの部分に困難を生じているかを具体的に伝え、一緒に対応策を考えます。

ケアマネジャーやヘルパーは、その人の生活を支え、密にかかわる存在です。困難を生じている部分について、具体的に伝えることで、生活視点からの解決策が見つかることが多いため、積極的に相談します。

在宅で排泄を支援するときのコツ

>>> 生活環境に合った排泄ケアを考える

病院では24時間タイムリーに、看護師が排泄ケアを行うことができます。しかし、同じように在宅でもタイムリーな排泄ケアを求めると、介護者に大きな負担をかけてしまいます。そうならないために、認知症の人の排泄パターンを知ることは、在宅での排泄を支援するためにはとても大切です。

>>> 病院から在宅に退院してくる場合など、病院の看護師に排泄パターンを聞く

夜間にトイレに行く回数が多いようであれば、夜間の睡眠をしっかりととれるよう、日中の活動の見直しや薬剤の調整など、医師や、退院前であれば病院の看護師を含む多職種と相談します。

尿量が多く、おむつからの尿漏れが頻回な場合は、おむつやパッドの種類を検討することも必要になります。

下剤を使用している人は、「どの程度で下剤の効果が出るのか」を確認することで、下剤の服用時間を調整し、デイサービスの日を避ける、またはデイサービスの日に合わせる、介護者や支援者のいる時間帯に排便できるようにするなど、本人の生活環境や家族、支援者に合わせた排便コントロールが可能になります。

>>> 排泄パターンを知ることで、異常の早期発見につながる

在宅では、時に便秘の発見が遅れることがあります。排泄パターンを知ることで、訪問した際の声かけの仕方が「便は出ていますか？」から「○○さんのパターンだと、昨日くらいに便が出たと思うのですが、おなかの調子はどうですか？　便は昨日出ましたか？」と、より具体的な声かけに変わってきます。
認知症の人や家族が答えやすいように聞くことで、排便状況の把握がしやすくなり、腹部症状とも合わせて異常の早期発見につながります。

IDEA NOTE

❶ 日常生活援助
❷ BPSDのとらえ方とケア
❸ リハビリテーション
❹ 在宅支援
❺ 地域で支えるための支援
❻ ケアマネジメント
❼ 身体拘束
❽ 意思決定支援

>>> 日常生活に影響する前に、便秘に気づいて対処する

便秘になると、自分で薬局に行き、市販の浣腸や下剤を買ってくる人や自分で摘便をしようとする人が多くいます。自分で何とかしようとするのですが、うまく行動できないと焦燥感が強くなり、日常生活にも影響が現れます。そうなる前に、便秘に気づき、対処することが大切です。特にレビー小体型認知症の人では、自律神経症状から便秘になりやすいため、注意が必要です。

レビー小体型認知症の人は、初期〜中期は比較的記憶する能力が保たれているため、本人に確認しながら排便コントロールを行っていくとよいでしょう。

● 排泄の一連の流れ

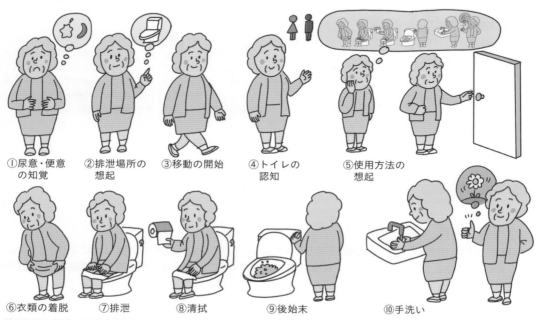

①尿意・便意の知覚　②排泄場所の想起　③移動の開始　④トイレの認知　⑤使用方法の想起

⑥衣類の着脱　⑦排泄　⑧清拭　⑨後始末　⑩手洗い

津畑亜紀子：排泄. 日本看護協会編, 認知症ケアガイドブック, 照林社, 東京, 2016：145. を参考に作成

● ブリストルスケール

ブリストルスケールを用いて、本人、家族に便の性状を確認するとわかりやすい

コロコロ便 （Type1）	● ● ● ● ●	小さくコロコロの便 （ウサギの糞のような便）
硬い便 （Type2）		コロコロの便がつながった状態
やや 硬い便 （Type3）		水分が少なくひびの入った便
普通便 （Type4）		適度な軟らかさの便 （バナナ、ねり歯磨き粉状）
やや やわらかい便 （Type5）		水分が多く非常に軟らかい便
泥状便 （Type6）		形のない泥のような便
水様便 （Type7）		水のような便

こんなとき どうする？

● トイレットペーパーをたくさん使いすぎて、トイレを詰まらせてしまうとき

認知症が進行してくると、大量のトイレットペーパーをトイレに流してしまい、トイレが詰まってしまうことがあります。認知症の人がわかりやすいように、1回分に切ったトイレットペーパーをトイレにセットし、使いやすい形にしておくとよいです。

トイレットペーパーをどれくらい使用したらよいかがわからなくなる場合や、ペーパーの切り方がわからない、陰部をきれいに拭けないことで大量のペーパーを使用してしまうなど、さまざまな理由から起こります。

● トイレの訴えが頻回なとき

トイレの回数が多くなったときは、まずは膀胱炎など尿路障害がないか確認が必要です。認知症の人は上手に症状を訴えることができないため、普段とは違うしぐさなどがあれば、それをサインと考え、早期に気づくことが大切です。機能障害ではない場合は、頻回な訴えの背景には、不安や焦燥感などが隠れているため、トイレから気をそらすため、ゆっくりと話をし、その人が興味のあることへ誘導すると効果的です。

● トイレを汚してしまうとき

トイレに間に合わず汚してしまうのか、その場所をトイレと認識していないのか、衣類の上げ下ろしが難しく汚してしまうのかなど、トイレを汚してしまう過程に着目し、介入していきます。

ゆるめの軟便などは自分での処理が難しく、拭き残しや手の汚染などもあるため、便性のコントロールも大切です。

● 尿失禁があるが覚えておらず、何度もくり返すとき

尿とりパッドやリハビリパンツの使用が望ましいですが、本人が尿失禁したことを忘れてしまっている場合、無理やりリハビリパンツを履かせようとすると、その人の自尊心を傷つけてしまい、家族関係が悪化することがあります。トイレに尿とりパッドやパッド用廃棄容器をそっと置くことや、本人が尿失禁し困っている際には、失禁したことをとがめるのではなく、衣類が汚れて気持ち悪かったことを共感し、尿とりパッドなどの使用を促していくとよいでしょう。

● 排便、排尿状態がわからないとき

ひとり暮らしの認知症の人などでは、排泄状況を確認しようと思っても、覚えておらず確認できない場合があります。排便においては腹部症状をしっかりと観察し、腹部緊満感はないか、腸蠕動音は問題ないか、腹痛の有無など観察をします。同様に、排尿についても膀胱の膨満感がないか、水分はしっかりと摂取できているかなどを確認し、必要時には膀胱用超音波画像診断装置 ▶▶▶p.25 を用いて確認するのも1つの対処方法です。

IDEA NOTE

❶ 日常生活援助

❷ BPSDのとらえ方とケア

❸ リハビリテーション

❹ 在宅支援

❺ 地域で支えるための支援

❻ ケアマネジメント

❼ 身体拘束

❽ 意思決定支援

4【 生活環境への支援 】

生活の環境は、そこに住む人の精神や身体に大きく影響します。
認知症の人にとって危険がなく、安心して暮らせる環境をつくることも看護の役割として大切です。
必要に応じて他職種と連携しながら、調整していきましょう。

必 ず お さ え る ！

- **火の元の管理を確認する**
  >>> 認知症の人は、火災が起きてもすぐに対処はできません。訪問時は石油ストーブやコンロの使用、タバコを吸う人では畳などに焦げ跡がないかなど、火災の原因になるようなものについて確認します。

- **転倒リスクを説明する**
  >>> 骨折を伴う転倒リスクは至るところにあり、骨折することで認知症の人のADLは大きく低下します。まずは、そのことを本人、家族に説明し、必要時には手すりを取りつけるなど、転倒予防に努めることも大切です。

- **幻視がある人には、安心して生活できる環境をつくる**
  >>> レビー小体型認知症の特徴として、幻視があり、症状は環境によっても左右されます。部屋の明るさやカーテンの動きなど、家のなかにはさまざまな要因があり、本人、家族と相談しながら認知症の人が安心して生活できる空間を提供します。

こんなときは医師に報告！

◎本人、家族にとっての生活上のリスクを医師にも伝え、共通認識とします。

在宅では病院とは違い、24時間見守りをしてくれる人はいないため、リスクを予測し対処することが大切です。本人や家族の「この前、こんなことがあって…」といった言葉をしっかりととらえ、今後起こりうるリスクを医師とともに考え、リスクに対する対処を本人、家族を含む、その人にかかわるすべての人で共有しましょう。

家族に伝えること

◎石油ストーブを使用している場合、そのリスクを説明し、ファンヒーターなどへ変更することは可能か相談します。
◎家のなかで転倒リスクがある場所を一緒に確認してもらい、意識づけを行います。
◎レビー小体型認知症の場合、認知症の特性を家族に説明し、具体的にどのようなものが幻視に影響を与えるかを確認してもらいます。

他職種に伝えること

◎ヘルパーに具体的にどのようなリスクがあるかを伝え、火の元など細かく確認してもらいます。
◎ヒヤリハットが起きた際は、ケアマネジャーに報告し、今後の対策など一緒に考え、共通認識とします。

家のなかにはさまざまなリスクが存在します。ヒヤリハットが起きた際には、他職種で情報共有を行い、今後、事故につながらないよう、どうしたらよいか計画をたてる必要があります。また、実行してみてどうだったかを評価しながら、認知症の人が安心して暮らせるよう、支援方法を適宜見直していくことが大切です。

生活環境への支援のコツ

>>> レビー小体型認知症では幻視への対応も大切

レビー小体型認知症の場合、認知症の特性から幻視を訴えることが多いです。カーテンの揺れや、窓から差し込む光の具合が人に、コードなどの配線がヘビに、クロスの模様によっては家の中に雨が降っているように見えることもあります。本人にとっては、とてもリアルなものであり、不安を増強させる要因にもなります。物理的に環境を整えることで改善する部分もありますが、幻視による不安感や恐怖感などを受け入れることも大切です。

家族に対しても、幻視だからと本人の訴えをただ否定するのではなく、本人にとっては実際に見えているものであること、不安を増強させないような声かけをお願いします。

部屋のなかの明るさを一定にすることや、可能であれば物を整理するほか、一緒に触ってみることで幻視であることを認識するのも対応の1つです。

電気の配線	すりガラスの窓	トイレ・浴室の床

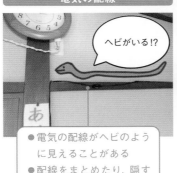

ヘビがいる!?

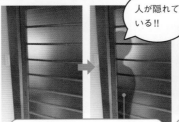

人が隠れている!!

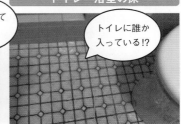

トイレに誰か入っている!?

- ●電気の配線がヘビのように見えることがある
- ●配線をまとめたり、隠すなどの工夫をする

- ●光の反射や揺らぎなどが、人の気配を感じたり、あたかもそこに人がいるかのように見せてしまう
- ●特にすりガラスは、ガラスの向こうがはっきりと見えないため、幻視を増強させてしまうことがある

- ●タイルに使われている模様は、時に人の顔に見えることがあり、「トイレに人がいるので入れない」といった訴えにつながることがある
- ●トイレなどの場所では、床に模様があるとレビー小体型認知症の人はびっくりして、ふらついたり転倒の危険性も出てくる

>>> 転倒リスクを考慮して、福祉用具を活用する

手すりなどの福祉用具を取りつける際には、今後の認知症の進行も考慮しながら、必要な場所に取りつけることが望ましいです。

レビー小体型認知症の人の場合には、起立性低血圧を起こしやすいため、トイレなど立ち上がりを必要とする場所などに設置することもよいでしょう。その人にとって、適切な福祉用具を選択できるよう、作業療法士と同伴して家庭環境を実際に見に行くことも大切です。

認知症の人の場合、手すりなどを取りつけても、慣れ親しんだ環境に手すりがあることに違和感を覚え、あえて手すりを避けて歩くこともあるため、注意が必要です。

IDEA NOTE

❶ 日常生活援助
❷ BPSDのとらえ方とケア
❸ リハビリテーション
❹ 在宅支援
❺ 地域で支えるための支援
❻ ケアマネジメント
❼ 身体拘束
❽ 意思決定支援

こんなとき　どうする？

● 時間の見当識障害から、日時がわからず不安を表出しているとき

時間の見当識障害があると、カレンダーでの日にちの確認は難しくなります。たとえ新聞などで日にちを確認できたとしても、今が何時なのかはわからないことも多いです。特にひとり暮らしの場合、今日が何月何日何曜日で、何時かが表示されているデジタル時計を活用することで、時間の感覚をもってもらうことができて効果的です。

コラム　認知症になっても希望をもって暮らせる社会へ—認知症基本法の施行

2023年6月に「共生社会の実現を推進するための認知症基本法」、通称「認知症基本法」が成立しました。「認知症基本法」は、認知症の人が自身の尊厳をもち、希望を抱いて生活を送れるようにするための法律です。超高齢社会を迎えた日本において、認知症は避けて通れない問題ですが、認知症にはどうしてもマイナスイメージがつきまといます。しかし、認知症の人が希望をもって暮らせる社会になれば、認知症になることを悲観的に考える人が少なくなります。

この法律の目的は、認知症の人も含めた国民全体で共生社会をつくることです。共生社会をつくることで、認知症の人も認知症でない人も、お互いに支えあいながら生きていく環境がつくられ、活力ある国づくりができます。「すべての認知症の人が、基本的人権を享有する個人として、自らの意思によって日常生活および社会生活を営むことができるようにすること」など、7つの基本理念が定められており、国民全体が認知症に対し正しい知識と理解をもつこと、良質かつ適切な保健医療サービスおよび福祉サービスの提供、家族への支援、認知症の専門的な研究や予防、リハビリテーションや介護の研究などについて書かれています。これからも認知症の人にかかわる者として、この法律の7つの基本理念を読むことをお勧めします。また、以下の8つの基本的施策が示されており、それぞれに沿って具体的な事業などが検討されるでしょう。

基本的施策

- 認知症の人への国民の理解の増進
- 認知症の人の生活におけるバリアフリー化推進
- 認知症の人が社会参加する機会の確保
- 認知症の人の意思決定支援と権利利益の保護
- 保健医療サービス・福祉サービスの提供体制の整備
- 認知症の人や家族の相談体制の整備
- 認知症に関わる研究等の推進
- 認知症の予防に関わる取り組みの推進

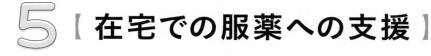

5 【 在宅での服薬への支援 】

IDEA NOTE

❶ 日常生活援助

❷ BPSDのとらえ方とケア

❸ リハビリテーション

❹ 在宅支援

❺ 地域で支えるための支援

❻ ケアマネジメント

❼ 身体拘束

❽ 意思決定支援

認知症のなかでも、特にアルツハイマー型認知症の人は、物忘れといった記憶障害が
初期の段階から現れます。記憶障害により、薬をどこに置いたのか、今日の薬を飲んだのかといった
ことがわからなくなり、うまく服薬を管理できなくなることも多いです。
その人に合った服薬管理の方法を一緒に考えることが大切です。

必 ず お さ え る ！

- **認知症の種類、認知機能の程度を確認し、できる方法を考える**
  >>> 認知症の疾患の種類により、障害される部分が異なり、出現する症状も違ってきます。何ができ
  て、何ができないのかを丁寧にアセスメントすることが大切です。
  認知症により、何もかもできなくなるわけではありません。認知症の人の残存する能力を生かして、
  内服ができるように工夫します ▸▸▸p.32 。

- **介護サービスの利用など社会資源の活用**
  >>> 認知症の人がひとり暮らしの場合には、できることに限界があります。また、複数の医療機関に
  かかり、複雑な処方になっていることも多いです。医療だけでなく、福祉とも連携して服薬管理が
  できるようかかわることが大切です。

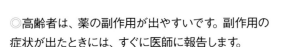

こんなときは医師に報告！

◎処方薬をどのくらい服用できているのかを受診時
に医師に報告します。きちんと飲めていない場合に
は、飲めない理由をアセスメントし、医師に伝えます。

服用を忘れてしまっているの
か、服用したと思い込んでいる
のか、曜日や時間がわからず正
しく飲めていないのか、服薬自
体に抵抗があるのか、その人がなぜ服用できて
いないのかを、しっかりとアセスメントして医
師に伝えます。

◎高齢者は、薬の副作用が出やすいです。副作用の
症状が出たときには、すぐに医師に報告します。

レビー小体型認知症の人は薬に
とても敏感なため、薬が変更に
なった場合などは特に注意が必
要です。

家族に伝えること

◎認知機能の障害により、薬の管理ができなくなっていることを伝えます。

◎薬を服用して、「おかしいな」「いつもと違うな」と感じたときには、早めに医療者に相談してほしいことを伝えます。

> 本人は一生懸命に薬を飲み、管理しようとしています。できないことを責めるのではなく、協力してほしいことを伝えていきましょう。

● 在宅で服薬管理を始める際に確認したいポイント

処方薬・併用薬	● どの病院から何の薬が処方されているか？ ● 市販薬やサプリメントなどの使用はあるか？	多剤併用の状態であれば、主治医と相談し、薬剤を整理できないか相談する
今までの 服薬管理方法	● 以前から行っている管理方法はどのようなものか？ ● 以前からの管理方法に何か工夫できることはないか？	認知機能が低下している状態で、方法を大きく変えるのは、認知症の人の混乱を招き、不安にもつながるため、とても危険

在宅での服薬支援のコツ

>>> 飲み忘れや重複して服用することを防ぐよう工夫する

認知症の人の場合、薬を飲んだのかを確認しても、覚えていないことがあります。残薬を確認しますが、飲み忘れがいつのものかが把握できないことも多いです。そのため飲み忘れや重複して薬を飲んでしまわないように工夫する必要があります。その人に合った方法で薬を飲めるよう一緒に考えていきます。

> ❶薬包に日付を記載する、❷薬ボックスやタペストリーを使用する、❸服薬ロボットを使用するなどの方法があります。

>>> 薬の置き場所は視覚的にわかりやすくする

よく「大切な薬だから」「飲み忘れたら困るから」と薬の袋を持ち歩いてしまうことや、飲み忘れたら困るからと、いつもと違う場所に置いてしまい、どこに置いたか忘れてしまうことがあります。タペストリーなどを使用して置き場所を決める、置く場所に印をつけるなど、視覚でわかるようすることで薬の紛失を防ぐ工夫ができます。

>>> 薬を飲んだと思い込んでいる場合、
否定せずに次の方法を考える

本人は薬を飲んだと思い込んで飲み忘れている場合、そのことを強く否定することは、その人の自尊心を傷つけてしまうおそれがあり、医療者との信頼関係を壊す要因にもなりかねません。最初の時点で、主治医と飲み忘れた場合の対処方法を話し合っておくとよいでしょう。

> 薬の日付などがバラバラになっていたとしても、その人に問題があるのではなく、服薬管理の方法に問題があるととらえ、再度アセスメントを行います。その人が混乱せずに飲めるように、次の方法を考えていきます。

>>> 在宅での服薬継続は本人・家族との信頼関係が大切

在宅での服薬管理は、本人や家族の思いがとても大切になります。病院とは違い、服薬の場面に常に付き添うことはできません。訪問に伺い、そこでの本人、家族の「薬を飲んだよ」という言葉を信じるしかありません。本人、家族が服薬に関して、どのような思いをもっているのか、飲んでも飲まなくても、薬に対する思いを気兼ねなく話してくれる関係を築いていくことが大切です。

IDEA NOTE

① 日常生活援助
② BPSDのとらえ方とケア
③ リハビリテーション
④ 在宅支援
⑤ 地域で支えるための支援
⑥ ケアマネジメント
⑦ 身体拘束
⑧ 意思決定支援

エピソード 「じつは…」と打ち明ける家族の思いに寄り添いながら、服薬を支える

認知症の母親を、長女が中心となり在宅で同居しながら介護をしていました。以前は薬をタペストリーに入れて管理していましたが、訪問看護を始めて1年ほどしたころから、タペストリーが部屋からなくなっていました。

訪問時には、「薬は飲んでいますよ」と言っていたのですが、あるとき、「看護師さんだから言うのだけど……じつは……」と、袋に入った多量の薬を持ってこられました。話を聞くと、「介護のほかに家族の世話もあり、薬を飲ませることを忘れることが増えていった」「飲み忘れた薬が増えれば増えるほど、家

族や兄弟にも相談ができなくなり、ずっと自分で抱えていた」「こんなに飲み忘れてしまって、お医者さんに失礼だと思って言えなかった」「年をとった母に、たくさんの薬を飲ませたからといって、何か変わるのかという思いがずっとあった」と、さまざまな思いを話してくれました。

今まで1人で抱え込んできた長女の思いに寄り添い、その思いを医師に報告しました。その後、薬の内容や服薬時間などを調整し、長女の負担にならない服薬方法を一緒に考え、服薬継続につなげることができました。

こんなとき どうする?

● 従来からの服薬管理方法にこだわりがあるとき

従来から薬を飲んでいる人のなかには、長年続けてきた薬の管理方法があり、医療者がよかれと思い介入することで、かえって混乱をきたすことがあります。認知症になったとしても、長い年月をかけて獲得したものは、認知症症状が進行しても保てる場合が多いです。その人が長年続けてきた薬の管理方法をベースに、その人と相談しながら管理を進めていくとよいです。

● 1週間分ずつ管理する方法(一例)

● 本人が以前から使用していた容器を活用する
● 以前は錠剤を入れていたが、現在は一包化した薬包を入れている。袋には日付が記載されている

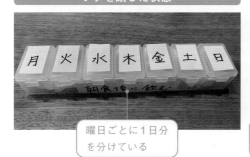

フタを閉じた状態

曜日ごとに1日分を分けている

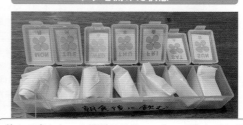

フタを開けた状態

飲んで空となった場所にはティッシュが入れてあり、間違えて薬を移動させたりしないようにしている

● 薬の残薬確認ができず、服薬管理への介入が難しいとき

複数の医療機関を受診している場合や、高齢の単身世帯や認知症の進行により、服薬の管理が難しい場合などがあります。そのような際に活用できるのが居宅療養管理指導(介護保険)、在宅患者訪問薬剤管理指導(医療保険)です。医師の指示のもと、薬剤師が認知症の人の家へ訪問し、服薬支援を行います。

薬剤師が自宅を訪問して服薬支援を行うことは、服薬継続への大きな力となります。

文献
1) くすりの適正使用協議会:あなたのくすり いくつ飲んでいますか?.
https://www.rad-ar.or.jp/finder/knowledge/pdf202002.pdf (2023.10.10.アクセス)

6【家族支援】

認知症の人にとって家族の存在は、地域で生活するうえで、とても大きいです。しかし、家族も地域で生活する1人であり、家族自身にも自分の生活を送る権利があります。認知症の人を支援する際には、家族が介護により自身の生活をおろそかにしないよう、家族の支援も必要です。

必ずおさえる！

● 認知症の人と家族、どちらにも中立な立場であること

>>> 対象となる認知症の人の話だけを聞いて家族背景を判断するのではなく、家族にも話を聞くことが必要です。両者の間には、これまで生きてきたなかでのさまざまなできごとがあり、そういった過程をふまえた関係性が存在しています。どちらの話が正しいといったことではなく、それぞれに思いや価値観をもっていると理解することが大切です。家族内の誰かの味方になるのではなく、それぞれの思いを知って支援します。

● 認知症の人を受け入れるまでのプロセスを理解する

>>> 認知症が進行するなかで、今までできていたことができなくなったり、人が変わったかのように感じたりと、配偶者や親が変わっていく姿を目の前にして、家族がその姿を受け入れるためには、時間が必要です。葛藤や受容をくり返す過程を理解し、そのプロセスに応じて支援していくことが大切です。

●「認知症」を受け入れるまでの家族の「受容プロセス」

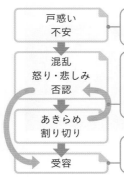

戸惑い 不安	● 認知症初期では、本当に認知症なのか、もしかしたら加齢によるものなのかなど、認知症への確信がもてず、戸惑いや不安が生じやすい
混乱 怒り・悲しみ 否認	● 家族が認知症と診断され、ショックを感じたり、気持ちに混乱を生じることがある ● 認知症の症状を目の前にし、年のせいと否認してみたり、慣れない介護に怒りが生じたり、認知症になったものは仕方ないとあきらめたり、さまざまな感情が混在する ● これらの感情は、行ったり来たりしながら、受容に向けて進んでいく
あきらめ 割り切り	
受容	● 認知症であったとしても、本来の家族の姿は変わらないことを認識、受け入れることで、介護にも前向きに取り組めるようになる

認知症介護研究・研修東京センター，認知症介護研究・研修仙台センター，認知症介護研究・研修大府センター監修：認知症介護実践研修テキストシリーズ3 図表で学ぶ認知症の基礎知識，中央法規出版，東京，2008：164-165. を参考に作成

● 家族が今後の介護に対し、どのようなイメージをもっているか確認する

>>> 長期的な介護は、介護者となる家族に身体的、精神的に負担を強いることがあります。現時点での問題だけでなく、家族が今後の介護について、どのように考えているか知ることは、私たちの今後の支援にも反映されます。自宅で介護するのか、施設も検討しているのかなど、状態に応じてさまざまな選択をしていかなくてはなりません。家族がこれから直面するさまざまな選択に対応できるよう、家族が今後の経過を予測できるよう支援していきます。

こんなときは医師に報告！

◎家族も支援対象であることを意識し、介護者である家族に身体的、精神的問題が生じた場合は情報共有を行います。

介護者自身も高齢であること、一生懸命になりすぎて無理をしてしまう人、過度に認知症の人の行動が気になりかかわってしまう人など、介護するなかで心身に支障をきたす家族も多いです。

家族に伝えること

◎介護する家族にも、自分の生活を大切にしてほしいことを伝えます。
◎介護者が孤立しないよう、認知症の人をもつ家族は他にもいること、認知症カフェ（認知症の人やその家族、知人、医療やケアの専門職、そして、認知症について関心のある人が集まり、楽しく交流できる場所として全国各地に開設されている。オレンジカフェ）などインフォーマルな資源についても情報を伝えます。

◎認知症に関する正しい知識や情報を提供し、気軽に何でも相談できる存在であることを伝えます。

家族から「何かあったときに、どこに相談していいかわからない」と言われることがよくあります。訪問看護師やケアマネジャーは家族にとって何でも話せる存在であることが望ましいです。何でも話せることは、家族の精神的負担の軽減にもつながります。

他職種に伝えること

◎家族が混乱しないよう、同じ目的、目標をもって支援できるよう、定期的に情報を共有します。
◎家族介護者が疲弊してきた際には、レスパイト目的でのショートステイの利用や病院への入院など相談します。

◎地域支援者には、介護サービスだけではなく、インフォーマルな資源についても家族に伝えてもらうように依頼します。

家族も地域で生活する1人であり、地域に身近な支援者がいることはとても心強いものです。家族介護者が孤立しないよう、地域で支え合う関係性をつくっていくことが大切です。「こんなことを病院に相談していいのかわからないけれど…」と言われることがよくありますが、私たち医療者も地域のことについては知らないことが多く、「どこに聞けばよいかわからない」となることもあります。互いに気軽に相談し合える人脈をどれだけ築くことができるかも認知症の看護には必要です。

家族支援のコツ

>>> 信頼関係を構築する

まずは、しっかりと家族の話を聞くことが大切です。家族が抱える問題や思いのなかには、解決できないこともたくさんあります。無理に解決しようとして、医療者の価値観のなかで支援を提供するのは危険です。家族には家族の価値観があり、医療者は家族の思いや価値観にどのように寄り添えるか、また家族が今後、何かしらの選択をした際に、その選択が後悔につながらないよう味方でいることが重要です。

IDEA NOTE
❶ 日常生活援助
❷ BPSDのとらえ方とケア
❸ リハビリテーション
❹ 在宅支援
❺ 地域で支えるための支援
❻ ケアマネジメント
❼ 身体拘束
❽ 意思決定支援

こんなとき　どうする？

● 物盗られ妄想が家族に向いてしまい、家族が疲弊しているとき

認知症の人が財布や通帳をなくしてしまい、「家族が盗った」と家族に対して攻撃することがよくあります。本来は、一緒に探してみつけるとよいのですが、家族側の立場に立つと一度や二度なら対応できても、それが何度もくり返され、「盗っただろう」と攻撃されると、精神的疲労が蓄積し、イライラにもつながります。

認知症の人の行動には理由があり、なるべく本人の理由に沿った形で、周りが工夫していくことが大切です。財布などを違う場所に置いてしまうのは、大切なものだからなくさないようにしまっておこうという、その人なりの理由があるのですが、記憶障害により、置いた場所を忘れてしまうため、問題になります。置き場所を変えないよう、認知症の人が目につく場所に、紙にメッセージを書き貼っておくなどの対処や、通帳などの管理方法を変える、本人が金銭的に困らないよう定期的に生活費を渡すなど、その人の生活に合った対処方法をみつける必要があります ▸▸▸p.38　。

家族に余裕がなくなることは、認知症の人へも悪影響を与えるため、家族が思いを表出できるよう意図的にかかわることも必要です。

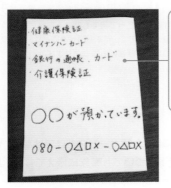

- なくしやすいものなどは、誰が預かっているのかをしっかりと書き、認知症の人が不安にならないよう配慮することも大切
- 家族の負担にならないようであれば、連絡先を書くことで、いつでも確認できるといった安心感につながる

● 認知症の人への家族の干渉が強いとき

一生懸命な家族のなかには、時に認知症の人の行動すべてが気になってしまい、本人ができることであったとしても、手伝おうとして、本人と口論になってしまうこともあります。また、できなくなった部分に目がいってしまうと、どうしても本人の行動を責めてしまい、家族関係の悪化にもつながります。

時には医師から、「頑張りすぎていること」「もっと自分の時間を大切にしてもよいこと」「本人にできることは、任せても大丈夫であること」などを伝えてもらうと、家族も安心し受け入れることができる場合もあります。

家族関係は長年の積み重ねのなかでつくられ、価値観もそれぞれに異なります。まずは、家族の思いを聞くことが大切です。認知症の家族に対して、どういった思いをもっているのか、家族の思いに寄り添います。そのなかで、家族の余裕がない場合には、家族がもっと自分の時間をもてるよう、サービスの利用を検討することや、認知症についての知識や適切な対応のコツなどの情報提供も必要です。

● 家族が介護を抱え込んでいるとき

家族がすべての介護を抱え込むことにより、さまざまな問題を引き起こします。抱え込んだ結果、介護者がうつ状態などの精神症状を発症してしまう場合や、介護のために仕事を辞めることになり、経済的な理由からも介護者の心身に負担をかけてしまいます。

訪問看護では、認知症の人だけでなく、訪問時の家族の表情や言葉のやり取り、生活環境の変化などを見逃さないようにし、適宜、必要な支援者につなげる役割も担っています。

これらの状況が悪化すると、認知症の人への虐待に進行する場合も考えられます。まずは、介護者を孤立させないことが大切です。地域支援者との関係や、適切な支援が入っているのか、再度アセスメントする必要があります。

● 高齢者虐待防止法の対象となる行為

分類	行為内容
身体的虐待	高齢者の身体に外傷が生じる、または生じるおそれのある暴行を加えること
介護・世話の放棄・放任（ネグレクト）	高齢者を衰弱させるような著しい減食または長時間の放置 他の同居人による虐待を放置するなど養護を著しく怠ること
心理的虐待	高齢者に対する著しい暴言または著しく拒絶的な対応を行うこと。その他の高齢者に著しい心理的ダメージを与える言動を行うこと
性的虐待	高齢者に対してわいせつな行為をすること、または高齢者にわいせつな行為をさせること
経済的虐待	高齢者の財産を不当に処分すること、高齢者の財産から不当な利益を得ること。ただし、養護者以外の高齢者の親族による場合を含む

厚生労働省老健局：「高齢者虐待防止の基本」，市町村・都道府県における高齢者虐待・養護者支援の対応について，平成18年3月（2006）：2.
https://www.mhlw.go.jp/topics/kaigo/boushi/060424/dl/02.pdf（2023.10.10.アクセス）を参考に作成

エピソード 「何かあれば、いつでも話を聞く」と伝え続けて、家族の思いに寄り添い支える

ひとり暮らしで生活をするAさんの母は、5年前に夫が亡くなってから、徐々に物忘れが目立つようになってきました。病院を受診したところ、軽度認知障害（MCI）の診断を受けました。Aさんの家は実家から離れており、すぐに様子を見に行けないことや、母自身も不安感を強く表出されたため、訪問看護が導入されました。

1年を経過したころより、鍋を焦がす、通帳がない、といった電話が頻繁にAさんのところにかかってくるようになり、Aさんが実家に駆けつけることが増えていきました。Aさんからは「何度も同じことを聞いてくるんです。さすがに何度も同じことを聞かれると、イライラしてきてしまって」「認知症って、みんなこんな感じなんですか？」「来いと言われたから行ったのに、何しに来たって言われたんですよ！」「一緒に住もうかと提案したけど、嫌だと言われてしまって……」と、戸惑いや苛立ちを表出する言葉が多く聞かれるようになってきました。

看護介入①
訪問看護後の電話だけではなく、診察時には必ず付き添い、医師の診察場面で現状や困っていること、よい対応策はないかなどを一緒に話し合いました。そして、実際に会ってAさんの思いや話を聞くことで、母への思いだけではなく、Aさんの家庭環境や母との関係性、健康状態や趣味といった話をたくさん聞くことができました。

看護介入②
話し合いを行うなかで、Aさんへの介護負担が大きいことが問題となり、介護サービスを導入することにしました。しかし、Aさんから提案すると「そんなものは、いらん」と口論になってしまうため、訪問看護の際にAさんの母への思いを確認しながら、ケアマネジャーと一緒に介護サービスの導入を進めていきました。

看護介入③
介護サービスの利用を開始した後も、診察や電話をした際にはAさんの母の状態だけではなく、Aさんの思いにも耳を傾けました。「母と一緒に生活をしていたら、認知症も悪くならなかったんでしょうか？」などの言葉も聞かれたため、認知症の症状について説明をし、決して家族のせいではないこと、Aさんは一生懸命かかわりをもっていたことを伝えました。そして、何かあれば、いつでも話を聞くことを伝え続けました。

Aさんは、母の認知症の症状が進むにつれて、さまざまな思いを抱え、葛藤していました。時には、母からの言葉に傷つくこともありました。それらの思いを言葉に出して話してもらうことで、少しずつ自分自身の思いと向き合っていくことができたように思います。

IDEA NOTE

❶ 日常生活援助

❷ BPSDのとらえ方とケア

❸ リハビリテーション

❹ 在宅支援

❺ 地域で支えるための支援

❻ ケアマネジメント

❼ 身体拘束

❽ 意思決定支援

7 【 介護サービスを拒否する人への支援 】

介護サービスを拒否するのは、その人なりの理由があります。家を空けるのが心配、
大勢の人が集まる場所が苦手、まだ介護サービスが必要ではないと思っている、などさまざまです。
必要だからと無理矢理に進めるのではなく、その人の思いに寄り添うことから始めます。

必 ず お さ え る ！

● **誰のための介護サービスなのかをしっかりと考える**

>>> 介護サービスを利用するにあたり、誰が何を困っているのか、医療者や地域支援者にとっての理想的なケアを押しつけていないか、しっかりとアセスメントしたうえで介護サービスの必要性を検討することが大切です。

● **インフォーマルな資源についても把握する**

>>> 認知症の人への支援は介護サービスだけではないことを認識し、その人が慣れ親しんだ場所での生活を維持することを考えます。

こんなときは医師に報告！

◎本人の生活環境や地域のコミュニティなど、診察では見えない部分の社会資源について伝え、情報共有します。

家族や支援者が介護サービスを勧めて拒否する場合でも、医師から必要だと言われると、「そうか」と納得する場合もあります。

家族に伝えること

◎介護サービス以外の社会資源についても情報を伝えます。
◎その人のできている部分を伝え、家族間での役割を大切にします。
◎今は介護サービスを拒否していても、どこかで介入できる時期が来ることを知ってもらい、家族には何でも気軽に相談してほしいこと、一緒に対処方法を考えていきたいことを伝えていきます。

「デイサービスに預けたい」という家族の思いを傾聴しつつ、認知症の人の思いとデイサービスでの体験に温度差がある場合、その人にとってデイサービスは居心地の悪い場所となり、苦痛な時間となってしまうこともあることを伝えます。家のなかで認知症の人の役割をつくるなど、家族と一緒に対応を考えましょう。

他職種に伝えること

◎介護サービス以外での支援方法がないか、ともに考えます。

訪問看護師やケアマネジャーの訪問回数を増やす、などの対応から始められないか検討し、訪問に行った際のその人とのかかわり方や支援の在り方を一緒に考えていきます。

IDEA NOTE

❶ 日常生活援助

❷ BPSDのとらえ方とケア

❸ リハビリテーション

❹ 在宅支援

❺ 地域で支えるための支援

❻ ケアマネジメント

❼ 身体拘束

❽ 意思決定支援

介護サービスを拒否する人へのかかわりのコツ

>>> 無理強いをしない

介護サービスの利用に拒否的な場合、無理にデイサービスなどの通所を勧めることは、時に認知症の人の陰性感情を高め、行動・心理症状（BPSD）を誘発してしまいます。拒否するには拒否する理由があり、まずはその思いを受け止めることから始めます。

>>> なじみの関係をつくる

介護サービスだけでなく、訪問看護などスタッフが自宅へ来ることも拒否されることがあります。まずは、あいさつから始め、少しずつ「なんか、見たことがある顔だね」と言ってもらえる関係性がつくれるようかかわります。

こんなとき どうする?

● 訪問に行っても、家のなかに入るのを拒否されるとき

私たちにとっては予定どおりの訪問であったとしても、認知症の人にとっては、突然、他人が家に来たわけであり、不審に感じ、家に上げるのに難色を示すのは当然です。訪問に行く前に今から伺うことを連絡し、訪問先では、まずは明るく自己紹介から始め、誰なのかを知ってもらう必要があります。

家のなかに入る必要はなく、畑で作業中なら畑で草むしりを一緒にしながら話をしたり、玄関先で井戸端会議のように話をするなど、その人に合わせた方法から介入するのも1つです。

● デイサービスに行くのを嫌がるとき

「嫌」という思いに寄り添うことから始めます。どうして嫌なのか、その理由を丁寧に聞くことが大切です。
家族に対して陰性感情をもっている場合など、家族からデイサービスを促すのではなく、訪問看護師やケアマネジャーから促し、デイサービスに行くまで同行すると、うまくいくこともあります。

コラム デイサービスを選ぶ際、なじみやすさもポイントの1つ

「あんな年寄りばかりのところへ行きたくない。私は、そんなに他人の世話にならなくてもやっていける」と言って、デイサービスを拒否する人の話をよく聞きます。70歳代後半～80歳前半の人や「要支援」～「要介護1」の人などが、一般的なデイサービスに行った際にこのような反応が多いように感じます。
これらの場合、デイサービスに入ってほしいのは家族であり、本人は拒否している場合が多いです。デイサービスを選ぶ際には、なるべく同じ年齢層であったり、同じ介護度の人たちが集まる場所のほうが、認知症の人もなじみやすいようです。デイサービスでそういった場所をみつけるのが難しい場合、地域の老人福祉センターなどの活動や地区の体操教室、老人会の集まりなど、インフォーマルな資源をじょうずに使うことも視野に入れるとよいでしょう。

8 【 病院から地域への移行 】

認知症の人が入院を必要とする際は、介護抵抗といった行動・心理症状であったり、
家族関係などさまざまな理由があります。入院中は状態に応じた治療や看護が行われます。
状態が安定すると退院となりますが、そのまま地域に戻るとさまざまな問題が生じます。
私たち医療者は、病院での認知症の人をみるだけではなく、その人が地域に戻ったときに
どのように生活するのかもイメージしながらかかわります。

必ずおさえる！

● **病院での生活が安定している＝地域での生活も安定、ではないことを知る**
>>> 病院のなかは特殊な環境、という認識をもつことが大切です。その人がどこに退院するかによって、看護の目標は変化します。入院時にその人の生活背景を知ることにより、医療者も退院後の生活イメージをもつことができ、入院時の支援内容も変化します。

● **入院時から家族、地域支援者と医療者間での「退院のめやす」を共有する**
>>> 認知症は進行性の変性疾患であり、認知機能の障害は徐々に進行していきます。入院による治療でBPSDが改善したとしても、基本となる認知機能は改善することはありません。家族や地域支援者、医療者が何を目的とした入院なのかを決め、どのような状態になったら退院なのかを共有することで、入院中の看護目標や退院後の支援体制の構築がスムーズになります。

病院から地域への移行のコツ

>>> 認知症の人が退院する先が、どのようなところなのかを知る

退院する際に、「病院では、このようなかかわりをしたら、うまくいきました」と申し送りされて、退院してくることがよくあります。しかし、薬の管理や排泄への援助など、病院という環境下ではできますが、地域に戻ったときに同様に行うことは難しいです。

たとえ、同じ職種であったとしても、病院のなかにいると地域がイメージしにくく、反対に地域にいると病院のなかのことはイメージがしにくいです。お互いに顔の見える関係を築いていくことで、病院と地域が近くなります。まずは、認知症の人がどのような生活環境の場所に帰るのか、自宅や介護施設を知ることが大切です。退院前訪問 ▸▸▸p.116などを利用し、実際の生活の場を見に行くことで、病院から地域への移行がスムーズになります。

● 病院と地域における看護師の視点の違い

項目	病院	地域
衣服	● 家族が季節に応じたものを用意し、スタッフが適宜準備する ● 医療者はその人が自分で衣服を着られるのか、着衣失行があるのかなどに着目する	● 認知症の人が自分で季節に合った衣服を選ばないといけない ● 医療者はその人が衣服の管理ができているのか、季節に合った衣服を選べているのか、同じ服を何度も着ているかどうか、洗濯ができているのか、などに着目する
食事	● 嚥下状態や認知機能が、食事においてどのように影響しているかを確認し、食事形態の変更や食器の選択、食事の介助などさまざまな介入を行う	● 買い物は誰が行うのか、食事の準備はどうするのか、電化製品などの使い方は問題ないか、食事の後片づけはどうするのかなど、食べる以外の行動についてもアセスメントが必要 ● 認知症の人が自ら好きなものを食べられるが、食べ物の種類や大きさによっては窒息のリスクが高まる
排泄	● トイレの位置がわからず、機能性尿失禁などが起こりやすい ● 24時間スタッフがいることで排泄援助がしやすい ● 車椅子や歩行器などを使用でき、トイレまでの移動が容易	● 排泄でのトラブルやトイレ介助、おむつ交換などは介護者の負担に直結しやすいため、早期介入が必要 ● 家の廊下の幅や段差、トイレの位置などによっては、移動に時間を要するため確認する ● 夜間の排泄援助は、家族の介護負担となり家族の疲弊につながる ● 排泄行動に問題があるときには、支援者で話し合い、対処方法を考える
服薬管理	● 看護師が管理し、決まった時間に服用するため、飲み忘れが起こりにくい環境 ● 医療者が常におり、薬の副作用を発見しやすい	● 家族や認知症の人が管理する ● 服薬するかどうかは、本人次第 ● 薬の副作用が出ても発見しにくい
住む場所	● なじみのない環境で、認知症の人のなかにはせん妄を起こす人や焦燥感が強く表れる人もいるため、状態の確認が必要 ● 管理された空間であり、最低限の物しかない環境。温度管理も不要	● なじみのある環境。以前から住んでいる場所であり、認知機能の低下が進んでもそれなりに生活できる人が多い ● 昔の家などでは段差も多く、転倒のリスクは高い ● 温暖差もあり、温度管理が必要。冬は暖房器具などによっては火事のリスクが高まり、夏は適切に冷房器具が使用されないことによる熱中症などのリスクも出てくる ● 家のなかは、さまざまなものが置かれており、レビー小体型認知症の場合、幻視に影響を与えることがあるため、環境調整が必要

> ### エピソード 院内のケアでも、自宅の生活環境を知ることが大切
>
> 入院中のAさんは、いつもそわそわとしていて落ち着きがありません。トイレには1人で行けますが、トイレをせずに戻ってきてしまうことも多いです。介助でトイレに座ってもらおうとしますが、嫌がって座ってくれません。尿失禁もあるため、おむつを使用しようか看護師のなかでも検討されていました。
>
> ある日、面会に来た家族と話しているなかで、Aさんの家のトイレが和式トイレであることを知りました。もしかしてと思い、和式トイレに誘導するとAさんは上手に排泄をすることができました。Aさんは、洋式トイレをトイレと認識できなかったため、正しい排泄行動がとれず、また、トイレがしたくなったらどうしたらよいかと不安ななかで生活をしていたため、看護師からは落ち着きがないように見えていたのです。
>
> Aさんの以前からの生活環境を知ることで、Aさんはおむつを使用することなく、安心してトイレに行くことができるようになり、そわそわすることも少なくなりました。

文献
1）諏訪さゆり編著：認知症訪問看護. 日本訪問看護財団監修, 中央法規出版, 東京, 2015.
2）秋下雅弘, 厚生労働省：あなたのくすり いくつ飲んでいますか？. くすりの適正使用協議会, 日本製薬工業協会, 2022.
　　https://www.rad-ar.or.jp/finder/knowledge/pdf202002.pdf（2023.10.10.アクセス）

IDEA NOTE

[アイデアノート]

⑤

認知症の人を
地域で支えるための支援

1 【 介護保険制度 】

介護保険法は、2000年にできた制度です。行政権限でサービスが決められていた措置制度から契約制度となり、利用者側がサービス事業者を選び、契約することで介護サービスを利用できるしくみになりました。介護サービスの利用には要介護認定の申請が必要です。さらに、認定調査、ケアマネジャーによるケアプラン作成、サービス担当者会議などを経て、サービス利用開始となります。

必ずおさえる！

● **介護保険の被保険者は第1号・第2号に分けられる**

>>> 介護保険の被保険者は、第1号被保険者と第2号被保険者に分けられます。

第1号被保険者	● 要支援または要介護の認定を受けた65歳以上の人が対象
第2号被保険者	● 40歳以上〜65歳未満の医療保険加入者 ● 特定疾病（下記）が原因で要支援または要介護の認定を受けた場合に対象となる

● 第2号被保険者の特定疾病

指定されている特定疾病は16種類あり、対象疾病は以下のとおり

①がん（医師が一般に認められている医学的知見に基づき回復の見込みがない状態に至ったと判断したもの）

②関節リウマチ

③筋萎縮性側索硬化症

④後縦靭帯骨化症

⑤骨折を伴う骨粗鬆症

⑥初老期における認知症

⑦進行性核上性麻痺、大脳皮質基底核変性症およびパーキンソン病

⑧脊髄小脳変性症

⑨脊柱管狭窄症

⑩早老症

⑪多系統萎縮症

⑫糖尿病性神経障害、糖尿病性腎症および糖尿病性網膜症

⑬脳血管疾患

⑭閉塞性動脈硬化症

⑮慢性閉塞性肺疾患

⑯両側の膝関節または股関節に著しい変形を伴う変形性関節症

● 介護サービス利用までの流れ

- 申請のため、主治医意見書の提出が必要
- 申請から利用までに約1か月かかるが、緊急でサービス利用が必要な場合には、前倒しでサービスを利用することもできる（市町村担当課と相談が必要）

要介護認定の申請

> 窓口は市町村担当課。地域包括支援センターでできる場合もある

↓

認定調査

> 日常生活動作（ADL）や認知症など、本人の状況を担当者が聞き取る。基本的に自宅で行われるが、入院中や施設入所中であれば、対象者がいる場所で実施

↓

コンピュータによる一次判定

↓

介護認定審査会による二次判定

↓

結果通知

> 介護度については ▸▸▸p.107

↓

ケアマネジャーにケアプラン作成を依頼

> 要介護1～5の場合は居宅介護支援事業所、要支援1・2の場合は地域包括支援センターで作成することが一般的

↓

サービス担当者会議

↓

サービス利用開始

- **「要介護」以外でも受けられる介護予防サービスもある**

  >>> 要介護認定の結果、要支援または非該当だった場合や、地域包括支援センターなどで実施されている基本チェックリストの結果、生活機能低下があると判断された場合には、「介護予防・生活支援サービス事業」を利用できます。事業対象者は、介護予防ケアマネジメントにより、訪問型サービス、通所型サービス、生活支援サービスを利用できます。

  >>> 基本チェックリストで対象とならなかった人や、元気な高齢者（すべての高齢者）は「一般介護予防事業」を利用できます。介護予防のための体操教室などが行われています。

  >>> 「介護予防・生活支援サービス」と「一般介護予防事業」の2つを合わせて「介護予防・日常生活支援総合事業」といいます。市町村独自でサービスや事業内容を決めることができるので、利用できるものは市町村ごとに異なります。

文献
1）「ケアマネジャー」編集部編：ケアマネ・相談援助職必携　プロとして知っておきたい！介護保険のしくみと使い方．中央法規出版，東京，2021．
2）「福祉マップ」編集委員会：福祉マップ改訂第11版．石川県保険医協会，石川，2023．

IDEA NOTE

❶ 日常生活援助

❷ BPSDのとらえ方とケア

❸ リハビリテーション

❹ 在宅支援

❺ 地域で支えるための支援

❻ ケアマネジメント

❼ 身体拘束

❽ 意思決定支援

【 認知症の人が利用できる介護サービス 】

介護保険のサービスは、大きく「居宅サービス」「施設サービス ▸▸▸p.108 」「地域密着型サービス ▸▸▸p.106 」に分けることができます。居宅サービスは、自宅で生活を続けながら受けられるサービスです。施設サービスは、介護保険施設に入所して受けられるサービスです（介護保険施設とは、介護老人福祉施設、介護老人保健施設、介護療養型医療施設、介護医療院の4つの施設）。地域密着型サービスは、住み慣れた地域で生活を継続できるよう、つくられたサービスです。市町村が監督や事業所の指定を行っており、原則その市町村に住む住民しかサービスの利用はできません。

● 居宅サービス

自宅で受けられるサービス		
訪問介護 （ホームヘルプサービス）	特徴	● 身体介護（入浴・排泄・食事・更衣などの介護）や生活援助（調理・洗濯・掃除・買いものなどの援助）を受けることができるサービス ● 介護タクシーなどを利用し、通院の送迎介助をしてくれる「通院等乗降介助」も訪問介護のサービスに含まれる
	注意点	● 訪問介護は、具体的に援助できる内容が決まっている。本人以外の同居家族に対しての家事援助、日常生活を送るうえで支障のない援助、日常的な家事の範疇を超えるものは、訪問介護で対応できない（例：ペットの世話、草むしり、花木の手入れ、家屋の修繕、大掃除、おせちづくりなど）
訪問入浴介護	特徴	● 自宅の浴室で入浴が難しい場合に、訪問入浴車で持参した浴槽を自宅内に入れて入浴し、看護師やヘルパーなどの訪問職員による介助を受けられる ● 複数の職員が訪問し、そのうち1名は看護職員であることが多いため、利用の際に健康チェックも受けられる
	注意点	● 訪問入浴介護を利用するには、医師の許可が必要なほか、自宅の環境から利用が可能かどうかの確認が必要
訪問リハビリテーション	特徴	● 病院や診療所などにいる作業療法士、理学療法士、言語聴覚士などのリハビリテーション（リハビリ）の専門職が自宅に訪問し、自宅の環境に応じたリハビリを行ったり、家族などの介護者に対してリハビリ方法などを提案するサービス
	注意点	● 訪問リハビリを利用するためには、かかりつけ医の指示が必要 ● 要介護認定を受けている場合、原則、介護保険が優先。そうでない場合、医療保険からの利用となる
訪問看護	特徴	● 看護師（准看護師）、保健師、リハビリ専門職などが自宅に訪問し、医療ケアやリハビリ、療養生活における支援を受けることができるサービス ● 専門の訪問看護ステーションから利用する場合もあれば、病院や診療所にいる看護師などによる訪問看護もある
	注意点	● 要介護認定を受けている場合、原則、介護保険が優先となる。そうでない場合は医療保険からの利用になる ● 訪問看護を利用するためには、かかりつけ医の指示が必要
居宅療養管理指導	特徴	● 医師、歯科医師、薬剤師、管理栄養士などの職種が自宅や施設に訪問し、療養上の指導やアドバイスを行う

施設に通うサービス（◇：メリット）

通所介護 （デイサービス）	特徴	● 定期的にデイサービスセンターに通所し、食事・入浴・排泄などの介護やレクリエーション、リハビリ、健康状態の確認などを受けることができる ● 基本的に自宅まで送迎してくれるところが多い ● デイサービスにはさまざまな種類がある。大規模なデイサービスもあれば小規模なデイサービス、さらにリハビリに特化しているデイサービスもある。そのほか、地域密着型サービスで「地域密着型通所介護」という定員18人以下のデイサービスや、「認知症対応型通所介護」という認知症の人を対象とする専門のデイサービスもある ◇ 生活リズムを整える、人との交流の機会をもてる、心身の機能を維持する、食事や入浴の介護が受けられ、介護する家族の負担を軽減できる
通所リハビリテーション （デイケア）	特徴	● 定期的に病院や介護老人保健施設などに通所し、食事の提供やリハビリを受けることができる ● 心身機能の維持・向上をめざし、機能訓練をメインとして実施されている

施設に泊まるサービス（◇：メリット）

短期入所生活介護 （ショートステイ）	特徴	● 介護老人福祉施設（特別養護老人ホーム）または短期入所施設（ショートステイを専門としている施設）などに短期間入所し、入浴・排泄・食事など必要な介護を受けられる ◇ 介護者の休息を図る ◇ スムーズに施設入所できるよう、少しずつ家でない場所で過ごすことに慣れていく準備ができる
	注意点	● 家族が入院するなどの理由で、急に自宅で介護できなくなった場合に利用することもある。ただし、ショートステイは連続で1か月（30日）までしか利用できず、それを超える場合には原則保険外で負担する ● 部屋に空きがないと、緊急での利用は難しい
短期入所療養介護	特徴	◇ 介護老人保健施設、介護療養型医療施設、介護医療院など短期間入所し、医学的管理のもとで必要な介護や医療ケア、リハビリを受けられる

自宅環境を整えるためのサービス

福祉用具貸与	特徴	● 自宅介護で必要な福祉用具をレンタルできる ● 介護度によって借りることのできる福祉用具は異なる。貸与できる品目は表 ▸▸▸p.106 のとおり
特定福祉用具販売	特徴	● 自宅介護に必要な特定福祉用具（衛生面から購入が望ましいもの）について、購入費用の一部を介護保険から支給される ● 支給限度額は年間10万円、対象の福祉用具は以下のとおり ①腰掛便座（和式から洋式に替える便器、ポータブルトイレなど） ②簡易浴槽（工事が不要な空気式や折りたたみ式のもの） ③入浴補助用具（シャワーチェア、浴槽用手すりなど） ④移動用リフトのつり具部分 ⑤自動排泄処理装置の交換可能部品
住宅改修	特徴	● 自宅介護のため、住宅を改修するための補助を受けられる ● 1人あたり上限20万円、数回に分けて使うことも可能 ● 介護の度合いが大きくなると再度利用できる場合もある。対象になる住宅改修の種類は以下のとおり ①手すりの取りつけ　　　　　④洋式便器などへの便器の取り替え ②段差の解消　　　　　　　　⑤引き戸などへの扉の取り替え ③滑り防止・移動の円滑化のための床　⑥①〜⑤の住宅改修で付帯して必要な 　または通路の材料変更　　　　工事

IDEA NOTE

❶ 日常生活援助

❷ BPSDのとらえ方とケア

❸ リハビリテーション

❹ 在宅支援

❺ 地域で支えるための支援

❻ ケアマネジメント

❼ 身体拘束

❽ 意思決定支援

● **福祉用具の貸与できる介護度・品目（一例）**

要支援1以上～	要介護2以上～		要介護4以上～
● 手すり ● スロープ ● 歩行器 ● 歩行補助杖	● 車椅子 ● 車椅子付属品 ● 特殊寝台 ● 特殊寝台付属品 ● 褥瘡予防用具	● 体位交換器 ● 認知症老人徘徊感知機器 ● 移動用リフト	● 自動排泄処理装置

● **地域密着型サービス**
● 住所地のある市町村内のみサービス利用が可能

自宅で受けられるサービス		
定期巡回・随時対応型訪問介護看護	特徴	● 「要介護1」以上が対象 ● 訪問介護や訪問看護を24時間365日体制で受けられる ● 1日に複数回訪問に来てもらうことや、緊急時の対応も可能 ● 介護と看護（医療）サービスを一体的に受けることができる
	注意点	● 訪問看護を利用する場合には、医師の指示が必要
夜間対応型訪問介護	特徴	● 「要介護1」以上が対象 ● 24時間安心して生活できるよう、夜間帯（22～6時）に訪問介護を受けられる

複合的なサービス		
小規模多機能型居宅介護（小多機）	特徴	● 「要支援1」以上が対象 ● 通い（デイサービス）・泊まり（ショートステイ）・訪問（ホームヘルプ）を組み合わせて利用できるサービス ● 通所の回数、曜日、時間などの制限はなく、利用料は定額制。1か所の事業所からサービスが提供されることになるので、なじみの職員による支援が受けられる
	注意点	● ケアプランは小規模多機能事業所の介護支援専門員（ケアマネジャー）が作成することになる。そのため、元々居宅サービスを使っていた人が小規模多機能型居宅介護のサービスを利用することになった際は、ケアマネジャーが変更となる ● 事業所の定員は29名以下となっており、緊急的に泊まりの利用なども可能だが、部屋に空きがないと利用ができない
看護小規模多機能型居宅介護（看多機）	特徴	● 「要介護1」以上が対象 ● 小規模多機能型居宅介護で利用できる通い（デイサービス）・泊まり（ショートステイ）・訪問（ホームヘルプ）の3つのサービスに加えて、訪問看護も利用できるサービス。4つのサービスを柔軟に利用することにより、退院直後で病状が不安定な人や、終末期の人などへの支援が可能。医療依存度の高い人が生活を継続していくため、家族の負担軽減を図ることのできるサービスとしても期待されている
	注意点	● 訪問看護を利用する場合には、医師の指示が必要

介護サービスの選択のコツ

>>> 介護サービスの選択は地域の担当スタッフとよく相談する

さまざまな介護サービスのなかから利用できるものを選択していく必要がありますが、地域密着型サービスなど、その地域でしか利用できないサービスもあります。事業所ごとにサービス提供内容や雰囲気、スタッフの数なども変わります。担当のケアマネジャーや地域包括支援センターなどとよく相談したうえで決めることが大切です。

豆知識 「介護度」によって受けられるサービス内容、支給限度額は異なる

介護度は、非該当（自立）、要支援1・2、要介護1〜5に分類されます。介護度によって、利用できるサービスの内容や支給限度額は異なります。
介護保険の自己負担は所得に応じて1〜3割の負担が発生し

ますが、サービス利用額の上限を超えるぶんは全額自己負担となります。
要支援でもサービスは利用できますが、サービスの内容によっては利用できない場合があるので、確認が必要です。

日常生活において必要な介護の度合い

| 非該当（自立） | 要支援1 | 要支援2 | 要介護1 | 要介護2 | 要介護3 | 要介護4 | 要介護5 |

エピソード 介護サービスを利用しながら在宅生活を継続

Aさん（80歳代、女性）はひとり暮らしで近隣に家族はおらず、息子さんが県外に住んでいました。
正月に県外にいる息子さんがAさんの自宅に帰ってきたところ、物忘れが進んでいることに気がつきました。冷蔵庫には消費期限切れの食品が入っており、自宅内も物で散乱している状態でした。もともと糖尿病がありましたが、薬剤も飲み忘れがあり、自己管理できていませんでした。息子さんは「認知症なのではないか」と心配し、精神科病院に受診の相談をしました。しかし、そのままでは生活状況がよくわからないため、ま

ず地域包括支援センターに相談し、支援を依頼しました。
地域包括支援センター職員が自宅に訪問し、その後、本人・息子さん・地域包括支援センター職員で精神科病院に受診しました。アルツハイマー型認知症と診断され、本人も「何もわからなくなった。助けてくれる人がいると安心」と話し、要介護認定申請を行う方向になりました。
申請の結果は「要介護1」で、家事援助に訪問介護、薬剤の管理や健康状態の確認のため、訪問看護のサービスを利用し、在宅生活を継続しています。

文献
1）「ケアマネジャー」編集部編：ケアマネ・相談援助職必携 プロとして知っておきたい！介護保険のしくみと使い方．中央法規出版，東京，2021.
2）「福祉マップ」編集委員会：福祉マップ改訂第11版．石川県保険医協会，石川，2023.

❶ 日常生活援助
❷ BPSDのとらえ方とケア
❸ リハビリテーション
❹ 在宅支援
❺ 地域で支えるための支援
❻ ケアマネジメント
❼ 身体拘束
❽ 意思決定支援

【 認知症の人が入所できる施設 】

在宅での介護が難しくなった場合に、施設に入所する認知症の人もいます。
認知症の人が入所できる施設はさまざまですが、それぞれの施設の特徴や違いを知り、
イメージをもって支援を行うことが大切です。

● 施設サービス

認知症の人が入所できる施設		
介護老人福祉施設 （特別養護老人ホーム：特養） **地域密着型介護老人福祉施設** （地域密着型特別養護老人ホーム）： 定員29名以下の介護老人福祉施設。少人数で家庭的な雰囲気のなかで、介護を受けられるのが特徴。地域密着型サービスのため、原則住所地のある市町村にしか申込みができない	対象	● 原則、「要介護3」以上 ● 「特例入所」が認められると、「要介護2」以下でも入所できる ● やむを得ない事情により在宅生活が困難であるなどの条件がある
	特徴	● 常時介護が必要な状態で、在宅での介護が難しい人が入所している施設 ● 看取りまで行う施設もあるが、身体の状態によっては病院への転院が必要となる場合や、医療ケアが必要になったら退所となるところもあり、対応はさまざま ● 医師は、定期的に施設まで往診にきてもらう形が多い ● 居室は多床室、個室などがあり、居室タイプによって施設費用は異なる
	入所に関する相談	● 生活相談員が窓口 ● 入所申込みの際に、「介護支援専門員意見書」の提出が必要となり、基本的に担当している介護支援専門員（ケアマネジャー）が作成する ● 入院中のため、介護支援専門員による作成が困難な場合や、介護サービスを利用していなかった場合、病院の看護師やソーシャルワーカーなどが作成
介護老人保健施設 （老健）	対象	● 「要介護1」以上
	特徴	● リハビリテーションを行いながら在宅復帰することをめざす、病院と自宅の中間施設として位置づけられた施設 ● 作業療法士や理学療法士によるリハビリテーション以外に、医師・看護師による医療ケアを受けられる
	入所に関する相談	● 支援相談員が窓口
	注意点	● 居室タイプは介護老人福祉施設と同様で、個室や多床室があり、施設によってさまざま ● 認知症の人を受け入れる専門棟をもつ施設もあれば、認知症の有無は関係なく同じフロアで受け入れる施設もある ● 基本的に長期入所（終身利用）は難しく、定期的に在宅復帰できるか施設内で検討される ● 医師や看護師が常駐しているため、入所に伴い、介護老人保健施設の医師が主治医となる。医療管理が必要な人の受け入れも行っているが、施設によって対応できる範囲は異なる ● 治療のため入院となった場合、入所していた介護老人保健施設は退所となる ● 入所受け入れを検討するため、かかりつけ医の診療情報提供書（紹介状）を提出する必要がある ● 飲んでいる薬の内容についても確認が必要。施設によっては、薬価の高い薬や特殊な薬を飲んでいると入所できない場合がある

介護療養型医療施設 2024年度（令和6年3月末）に廃止予定	対象	● 「要介護1」以上
	特徴	● 状態は安定しているが、長期的に療養が必要な人が入所する施設 ● 日常的な医療ケアや介護、リハビリテーションなどの支援が受けられる ● 看取りやターミナルケアにも対応しており、寝たきりなど介護度が比較的重い人が多く入所している ● 介護老人福祉施設や介護老人保健施設で対応が難しい医療管理の必要な人も受け入れている
	入所に関する相談	● ソーシャルワーカーなどの相談員や看護師が窓口であることが多い
	注意点	● 心身の状態が改善して医療管理が不要になった場合、退所となる可能性がある ● 入所受け入れを検討するため、かかりつけ医の診療情報提供書（紹介状）の提出が必要
介護医療院 介護療養型医療施設（上記）の廃止後、転換先として位置づけ	対象	● 「要介護1」以上
	特徴	● 医療ケア、看取り、ターミナルケアなどの「医療機能」と、介護やリハビリテーションなど日常的な支援が受けられる「生活施設」としての機能をもつ施設
	入所に関する相談	● ソーシャルワーカーなどの相談員や看護師が窓口であることが多い
	注意点	● 入所の条件もあるため、本人の状態から入所申込みが可能なのか、入所窓口担当者に確認が必要 ● 申込みの際に、かかりつけ医の診療情報提供書（紹介状）の提出が必要
グループホーム （認知症対応型共同生活介護）	対象	● 「要支援2」以上で認知症の診断を受けていること
	特徴	● 認知症のある高齢者が、少人数単位の家庭的な雰囲気で共同生活を行う施設 ● 基本的に5〜9人以下で1ユニットとなっており、1事業所あたり2ユニット以下の施設が多い ● 基本的に全室個室 ● 日常的な家事など、入居者の状態に合わせてできることを役割として担ってもらっている ● 看取りまで行っているところもあり、施設によって対応はさまざまなので、確認が必要 ● 家庭的な雰囲気なので、どちらかというと施設というよりも家に近い環境が多く、入所者同士の距離感が近くなりやすい
	入所に関する相談	● 地域密着型サービスのなかの1つ。そのため、原則住所地のある市町村にしか入所申し込みはできない
	注意点	● 入所のため、認知症であることを証明するための診断書を求められることがある ● 介護度が重くなったり、医療ケアが必要な状態になると、退所となる場合もある ● 入所者同士でトラブルがあると、環境調整が難しい場合がある

IDEA NOTE

❶ 日常生活援助
❷ BPSDのとらえ方とケア
❸ リハビリテーション
❹ 在宅支援
❺ 地域で支えるための支援
❻ ケアマネジメント
❼ 身体拘束
❽ 意思決定支援

ケアハウス (軽費老人ホーム)	対象	● さまざまな理由により自宅での生活が困難な人
	特徴	● 低額料金で入所し、生活における支援が受けられる、老人福祉法にもとづいた施設 ● A型、B型、ケアハウスに分かれており、さらにケアハウスは自立型（一般型）と介護型に分かれている ● A型、B型は、基本的に身のまわりが自立している人が対象。A型は食事の提供を受けられ、B型は自炊のできる人が対象 ● 自立型（一般型）は、60歳以上、または夫婦どちらかが60歳以上であることが条件。食事の提供、生活の支援や見守り、緊急時の対応などの支援が受けられる ● 自立型は、介護が必要になった場合、外部事業所の介護サービスを利用することができるが、施設によっては常時介護が必要な状態になると退所となる場合がある（基本的に自立〜見守りの必要なレベルの人を対象としている） ● 介護型は、「要介護Ⅰ」以上かつ65歳以上の人が対象
	入所に関する相談	● 直接施設に相談
	注意点	● 介護型は、入所者に合わせて入浴や食事など、必要な介護を受けられるが、施設によっては介護度が重くなると退所が必要になる場合がある
有料老人ホーム	対象	● **おおむね60歳以上**
	特徴	● 基本的に全室個室、夫婦部屋を設けている施設もある ● 入居時に自立、要支援または要介護であることなど、入居の条件は施設によってさまざま ● 介護が必要になると退所を求められる施設もあれば、外部事業所の介護サービスを利用して入居継続可能な施設もある ● 特定施設 ▸▸▸p.111 の指定を受けているところであれば、入浴や食事など必要な介護を受けられる
	入所に関する相談	● 直接施設に相談
	注意点	● 施設費用は施設によって幅広く、入所一時金が必要なところもある ● 認知症の程度や身体の状態など、受け入れ（退所）の条件は施設によってさまざまなので、本人の状態から入居が可能なのかなど確認が必要
サービス付き高齢者向け住宅 (サ高住)	対象	● **おおむね60歳以上**
	特徴	● 単身者や夫婦世帯が入居できる高齢者向けの賃貸住宅。バリアフリー構造となっており、安否確認（見守り）サービスと生活相談サービスを受けることができる ● 特定施設 ▸▸▸p.111 の指定を受けているところであれば、入浴や食事など必要な介護を受けられる ● 訪問看護ステーションや往診医（提携病院）との連携により、医療処置の必要な人でも受け入れ可能なところがあり、看取りまで可能なサービス付き高齢者向け住宅も増えている
	入所に関する相談	● 直接施設に相談
	注意点	● 認知症の程度や身体の状態によっては退所となる場合もあり、受け入れ（退所）の条件は施設によってさまざまである

IDEA NOTE
❶ 日常生活援助
❷ BPSDのとらえ方とケア
❸ リハビリテーション
❹ 在宅支援
❺ 地域で支えるための支援
❻ ケアマネジメント
❼ 身体拘束
❽ 意思決定支援

養護老人ホーム	対象	● おおむね65歳以上の基本的に身のまわりのことは自立している人
	特徴	● 環境上の理由および経済的理由により、自宅で生活することが困難な人 ● 入所の可否は市町村が決定する ● 入所費用も本人や扶養義務者の負担能力に応じた費用を負担することになる
	入所に関する相談	● 市町村担当課
	注意点	● 介護が必要になった場合、介護サービスを利用することもできる。ただし、常時介護が必要な状態になると、別の施設に移らなければならない可能性もある
生活支援ハウス （高齢者生活福祉センター）	対象	● 原則60歳以上 ● ひとり暮らしの人や夫婦世帯、そのほか家族の援助を受けるのが困難な人
	特徴	● 自宅での生活が難しいが入所している ● 住居の提供だけでなく、生活援助員が配置されているため、生活に関する相談やアドバイスを受けられる。そのほか、緊急時の対応や、介護が必要となった場合は利用手続きの援助などについても相談できる
	入所に関する相談	● 市町村の担当課または生活支援ハウスに直接入居について相談する ● 入居の可否は最終的に市町村が決定する
	注意点	● 介護の度合いが大きくなると、退所となる可能性がある。入居できる期間を決めているところもある

豆知識 特定施設入居者生活介護とは

特定施設に入居する人が、施設内で必要な介護やリハビリテーションなどを受けられるサービスです（「特定施設」は、有料老人ホームやケアハウス、サービス付き高齢者向け住宅などの施設において指定を受けているところ）。
訪問看護ステーションや往診医（提携病院）との連携により、医療ケアの必要な人でも受け入れ可能な有料老人ホームやサービス付き高齢者向け住宅もあります。最近では、看取りまで可能なところも増えていますが、身体の状態によっては退所となる場合もあるので、確認が必要です。

他職種に伝えること

施設入所時は、日ごろのかかわり方なども伝える
◎入院中であった場合、日中から夜間の様子などの1日の様子を把握しているのは看護師です。認知症の人は、穏やかに過ごしてもらえるよう、かかわりに工夫が必要なことも多いです。施設入所にあたって、現在のADLやどのような治療を行っていたかなどの情報だけではなく、介護方法の工夫やコミュニケーションのとり方など、支援していくうえでのポイントを施設担当者に伝えることができるとよいでしょう。

家族に伝えること

もともとの性格や、どのような仕事をしていたか、どのようなことが好きかなども、施設を選ぶうえでのヒントになると思います。

施設入所は慎重に比較・検討することが大切
◎施設の雰囲気、サービス提供内容、入所にかかる費用、スタッフの有無、介護・医療体制は施設によってさまざまです。施設を申込みするときには、実際に見学したり、施設職員、ケアマネジャーなどから話を聞いたりしたうえで、慎重に検討してもらうことが重要です。

本人にはきちんと説明、理解を求める
◎施設へ入所することは、本人ではなく家族の希望であることが多いです。そのような場合には、きちんと本人に説明して理解を求めることも大切です。もし、認知症で意思表示が困難な場合は、本人が施設で過ごすと想像したときに、どのような場所だと安心して穏やかに生活してもらえるのか、家族に考えてもらうとよいでしょう。

● 介護保険施設の特徴に関する比較表（※施設により異なるため、一例として）

	介護老人福祉施設 （特別養護老人ホーム：特養）	介護老人保健施設 （老健）	介護医療院・介護療養型医療施設
介護度	要介護3以上（特例入所は除く）	要介護1以上	要介護1以上
対象者	手厚い介護が必要	介護やリハビリテーションが必要	病状は安定しているが、療養・医療管理・介護が必要
入所窓口	生活相談員	支援相談員	相談員や看護師
注意点	地域密着型の場合は住所地のある市町村にしか入所できない	薬価や特殊な薬剤を服薬していないか	医療処置の有無と内容
医師の有無	△（非常勤のところが多い）	○	○
看護師の有無	△（夜間や土日は不在のところもある）	○	○
胃瘻	基本○だが 施設によっては制限あり	○	○
中心静脈ポート	×	×	○
痰吸引	△（頻度によっては×）	○（頻度によっては要検討）	○
インスリン注射	△（頻度によっては×）	○（頻度によっては要検討）	○
看取り	○（施設によっては△）	△	○

文献
1）「ケアマネジャー」編集部編：ケアマネ・相談援助職必携　プロとして知っておきたい！介護保険のしくみと使い方．中央法規出版，東京，2021.
2）「福祉マップ」編集委員会：福祉マップ改訂第11版．石川県保険医協会，石川，2023.

4【 受診相談 】

IDEA NOTE

❶ 日常生活援助

❷ BPSDのとらえ方とケア

❸ リハビリテーション

❹ 在宅支援

❺ 地域で支えるための支援

❻ ケアマネジメント

❼ 身体拘束

❽ 意思決定支援

認知症の人が、精神科などの専門医療機関を受診するまでに至る過程はさまざまです。
相談者のなかには、ようやく受診につながった人もいます。受診前の相談や、
実際に受診に訪れた人に対しては、話しやすい雰囲気づくりを心がけることが重要です。

必 ず お さ え る !

- **受診前の相談対応で確認しておく項目がある**
  >>> 相談者 (本人、家族、ケアマネジャー、施設職員、地域包括支援センター、医療機関、行政など)、相談者が何に困っていて、どのような目的で受診を希望しているのか、生活状況や利用している福祉サービス、支援者の有無、かかりつけ医の有無などを確認します。

- **支援者とのスムーズな連携を図る**
  >>> 介護サービスを利用している場合は、ケアマネジャーとも必要に応じて連絡をとります。施設入所中であれば、施設での様子を確認することも重要です。当院では、ケアマネジャーや介護施設とのスムーズな連携を図るため、「生活状況確認シート」 ›››p.115 を活用しています。初診の人でケアマネジャーがいる場合や、施設入所中の場合、受診前に記載してもらっています。

家族に伝えること

無理に受診することはしない

◎精神科などの専門医療機関を受診する際、本人が受診に消極的な場合もあります。本人に十分な説明がないまま、家族が受診に連れて来ることもありますが、そのような対応をしてしまうと、通院の継続が困難になるだけでなく、家族関係が悪化する可能性もあります。無理に受診せずタイミングを待ってみたり、認知症の人を傷つけないような配慮が大切です。また、家族からではなく、かかりつけ医から受診を勧めてもらう方法もあります。地域包括支援センターなどの相談窓口に相談するのもよいでしょう。

「私 (家族) はあなた (認知症の人) のことを心配しています。だから一度診てもらいませんか」などのアイメッセージを使って伝えてみる方法もあります。
(アイメッセージ:私=英語のIを主語にして話す表現技法)

受 診 相 談 のコツ

>>> 電話での相談は丁寧な対応を心がける

電話形式で相談を受ける際は、相手の顔が見えないなかで話をすることになるので、話しやすい雰囲気はもちろん、対面形式よりもよりいっそう丁寧な対応が求められます。

>>> 医療的側面だけでなく、社会的な支援のニーズを把握する

認知症の人の受診相談では、治療だけでは解決できないような生活上のさまざまな問題を抱えている場合があります。特に若年性認知症の人は、発症が早いため、経済面や雇用における問題などの支援が必要となる場合があります。ソーシャルワーカーなどの多職種や、他機関との連携も重要です。

● 受診を嫌がる場合の対処方法

- 原則は、緊急性がなければ無理強いしない
- 緊急性がある場合（暴力や迷子、熱中症の危険など）には、ためらわず関係機関に相談する
- 嫌がるそぶりがあれば次の受診のタイミングを待つ
- 本人が信頼する人（孫や親戚、友人など）に受診を勧めてもらう
- かかりつけ医に勧めてもらう
- 本人が不調を訴えたタイミングで受診する（頭が痛い、ぼーっとするなど）

エピソード 地域スタッフと協力することで、無理強いせずに受診につなげる

Aさん（85歳、女性）は徐々に認知症が進行し、外出しても迷子になって戻れないことが何度か続きました。認知症を心配した同居家族は、受診へ連れていこうと考えましたが、いくら家族が受診を勧めても「病院なんて絶対に行かない！」と抵抗が強い状態でした。

困った家族が地域包括支援センターに相談へ行きました。地域包括支援センターの職員が何度か自宅訪問に来てくれて、本人と話をしてもらいました。以前、Aクリニックへ通院していたことがわかり、関係を築いたタイミングで地域包括支援センターの職員から「一度、健康チェックをしてもらいに、Aクリニックに行きませんか」と本人に提案しました。「Aクリニックならいいよ」と受け入れはよく、Aクリニックの医師とは、本人が不調を訴えたタイミングで認知症専門医療機関への受診を勧めることを共有していました。

ある日の診察場面で、「忘れっぽくなってきた」と自ら話されたため、Aクリニックの医師からの勧めにより、スムーズに専門医療機関につながりました。

● 生活状況確認シート（当院の例）

IDEA NOTE

❶ 日常生活援助
❷ BPSDのとらえ方とケア
❸ リハビリテーション
❹ 在宅支援
❺ 地域で支えるための支援
❻ ケアマネジメント
❼ 身体拘束
❽ 意思決定支援

生活状況確認シート

□初診日　□入院時　□退院時

I 基本情報

記載日　　平成　　年　　月　　日

ID		氏名		性別
生年月日		年齢　　歳　身長		体重　　kg
住所				

家族構成（年齢・居住地）	連絡先	
	現住所	□自宅　□有料・サ高住　□GH　□老健　□特養　□病院
	主介護者	□妻　□夫　□息子　□嫁　□娘　□兄弟　□その他（　　）
	世帯	□独居　□夫婦　□家族同居　□施設等入所　※日中支援（あり・なし）　□その他

主たる介護者 / 介護者の健康状況

緊急連絡先	続柄	氏名	住所	連絡先
	続柄	氏名	住所	連絡先

希望/困っていること　本人　／　家族

受診理由	□暴言・暴力　□多動・徘徊　□うつ・食欲低下　□夜間不眠　□幻覚・妄想　□怒声・叫声　□物忘れ　□生活困難

現病歴（入院後の経過）

認知症の発症時期	年　　月頃	精神症状の発症時期	年　　月頃

他院医療機関の受診	□無　□有（　　　　　）
精神科受診歴	□無　□有（　　　　　）
紹介の有無	□無　□有（　　　　　）

身体合併症（複数回答）	□高血圧　□糖尿病　□脂質異常症　□心疾患　□肺疾患　□肝疾患　□脳卒中　□骨折　□関節変形　□骨粗鬆症　□がん　□難病　□視力障害　□難聴　手術歴：
	詳細

学歴	□小学　□中学　□高校　□大学　□専門学校　□短大

職歴	①（　～　）②（　～　）③（　～　）④（　～　）⑤（　～　）⑥（　～　）

性格・気質（複数回答）	□内向的　□外交的　□友好的　□対立的　□慎重　□無責任　□温厚　□短気　□活発　□不活発　□上機嫌　□陰気　□自信家　□臆病　□節操　□反社会的　□その他

介護度		期間	
介護支援専門員	事業所	氏名	連絡先

施設申し込み	□無　□有（　　　　　）
介護サービス利用状況	訪問介護　　回/週　通所介護　　回/週　訪問看護　　回/週　通所リハ　　回/週　訪問リハ　　回/週　短期入所　　回/週　福祉用具　　回/月　その他
趣味・役割	趣味　　　　　役割
住環境（不都合のある箇所）	□玄関　□トイレ　□寝室　□風呂場　□居室　□その他

II 健康状態　※該当箇所に☑を入れる

食事	食事　□問題なし　□食べすぎ　□少量　□食べない　□偏食　水分　□問題なし　□飲みすぎ　□少量　□飲まない　□アルコール問題　むせ　□問題なし　□たまに　□常に　義歯　□有　□無　備考
排泄	排尿　□問題なし　□頻尿（　回/日）　□夜間頻尿　□失禁（　回/日）　排便　□問題なし　□便秘（　回/日）　□下痢　□失禁（　回/日）　下剤　□無　□たまに　□週1回　□週2～3回　□それ以上　オムツ　□紙パンツ　□紙パンツ+パッド　□リハビリパンツ+オムツ　□オムツ　□その他（　）　備考
睡眠	時間　□問題なし　□睡眠不足　□昼夜逆転　□入眠困難　□中途覚醒　眠剤　□無　□たまに　□週1回　□週2～3回　□それ以上　備考
痛み	支障　□無　□少し支障あり　□かなり支障あり（内容：　）　部位
アレルギー	□無　□食物（内容：　）　□薬物（内容：　）
嗜好の問題	□無　□アルコール（内容：　）　□たばこ　□それ以上　□薬物
転倒	頻度　□問題なし　□たまに　□週1回　□週2～3回　□それ以上　場所　□屋外　□玄関　□風呂場　□トイレ　□居室　□その他
麻痺	□無　□有　部位
筋力低下	□無　□有　部位
パーキンソン病	□無　□有　部位
めまい	□無　□有
服薬管理	□支障　□少し支障あり　□かなり支障あり（内容：　）
その他気になる点	

III BPSD

項目	得点（頻度×重度度）	項目	得点（頻度×重度度）
NPI	妄想		脱抑制	
	幻覚		易刺激性	
	興奮		異常行動	
	不快/うつ		睡眠	
	不安		食欲	
	多幸			
	無為/無関心		合計	

IV 日常生活（ADL/IADL）　選択肢 ①自分でで可 ②声かけ/見守り ③一部介助を受けている ④全介助/していない ⑤不明

ADL	食事	□自立　□見守り　□少し介助　□全介助
	移乗	□自立　□見守り　□少し介助　□全介助
	整容	□自立　□見守り　□少し介助　□全介助
	トイレ動作	□自立　□見守り　□少し介助　□全介助
	入浴	□自立　□見守り　□少し介助　□全介助
	平地歩行	□自立　□見守り　□少し介助　□全介助
	階段昇降	□自立　□見守り　□少し介助　□全介助
	更衣	□自立　□見守り　□少し介助　□全介助
IADL	買い物	□自立　□見守り　□少し介助　□全介助
	食事の用意	□自立　□見守り　□少し介助　□全介助
	食事の片付け	□自立　□見守り　□少し介助　□全介助
	掃除	□自立　□見守り　□少し介助　□全介助
	整理整頓	□自立　□見守り　□少し介助　□全介助
	ゴミ出し	□自立　□見守り　□少し介助　□全介助
	洗濯	□自立　□見守り　□少し介助　□全介助
	洗濯物のたたみ	□自立　□見守り　□少し介助　□全介助
	通院・外出	□自立　□見守り　□少し介助　□全介助
	金銭管理	□自立　□見守り　□少し介助　□全介助
	服薬管理	□自立　□見守り　□少し介助　□全介助
	電話	□自立　□見守り　□少し介助　□全介助
	家事・仕事	□自立　□見守り　□少し介助　□全介助
	趣味・余暇活動	□自立　□見守り　□少し介助　□全介助
	屋外歩行	□自立　□見守り　□少し介助　□全介助
	交通手段の利用	□自立　□見守り　□少し介助　□全介助

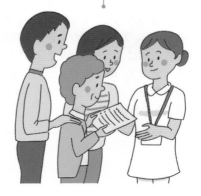

事前にシートを記入してもらい、ケアマネジャーや介護施設とのスムーズな連携を図る

5 【 退院支援における多職種・多機関連携 】

認知症の場合、本人よりも家族や周囲の支援者が困って入院となるケースも多いです。
入院環境は本人にとって制限も多く、入院によるデメリットもあります。退院後の生活について
事前に相談し、入院早期から退院に向けた準備を行うことが重要です。そのためには、
院内の多職種による支援はもとより、退院後の生活をサポートしてくれる支援者との連携も
必要不可欠です。認知症の人が利用できる制度やサービスをおさえておくことも大切ですが、
公的な制度やサービスだけでなく、インフォーマルな支援(友人、近所、民生委員、ボランティアなど)
を活用することも重要です。

必ずおさえる！

● あくまで " 認知症の本人が主役 "

>>> これまでどのように生活してきたのか、どのような仕事をしていたのか、好きなことや物は何か、どのようなことを大切にしていたか、などを知ることは、認知症の人を支援していくうえで大切です。「(認知症の人は)わからないから…」と家族の意見が優先されてしまいがちですが、認知症が進行していたとしても、可能な限り本人の意向が尊重されるよう支援を行うことが大切です。

● 多職種連携と多機関連携を生かす

>>> 医師、看護師、作業療法士、理学療法士、言語聴覚士、社会福祉士、精神保健福祉士 (ソーシャルワーカー)、管理栄養士、薬剤師、公認心理師、介護福祉士、訪問看護師など、院内にはさまざまな専門職がいます。これだけの多職種がいることは病院の強みです。また、市役所や保健所などの行政機関、地域包括支援センター、介護支援専門員 (ケアマネジャー) など、院外の多機関とも連携が必要です。まず、それぞれの職種や関係機関にどのような役割があるのか、理解することが重要です。

● 退院前のケア会議を開催する

>>> 退院後、環境の変化から調子を崩してしまう人もいます。認知症の人や家族が安心して生活していけるよう、退院前に病院スタッフと地域支援者で「ケア会議」を開催し、治療状況や支援方法などについて情報を共有します。

● 退院前訪問で自宅の環境を調整する

>>> 自宅の環境調整などの目的で、退院前に看護師や作業療法士、精神保健福祉士などの多職種が自宅に訪問することがあります。退院前訪問を実施する際には、退院後サポートしてくれる支援者にも同席してもらうことも大切です。

IDEA NOTE

❶ 日常生活援助

❷ BPSDのとらえ方とケア

❸ リハビリテーション

❹ 在宅支援

❺ 地域で支えるための支援

❻ ケアマネジメント

❼ 身体拘束

❽ 意思決定支援

豆知識　地域包括支援センターと介護支援専門員とは

高齢者が住み慣れた地域で安心して生活していくための総合相談窓口が、「地域包括支援センター」です。介護・福祉・保健の専門職が常駐しています。

介護支援専門員（ケアマネジャー）は、本人や家族などの相談を受け、介護保険サービスを利用するためのケアプラン作成や、サービス事業者との調整を行う専門職です。

エピソード　多職種連携で退院支援を行い、在宅生活を継続

Aさん（80歳代、女性）は介護サービスの利用はなく、長男夫婦と穏やかに生活していましたが、「知らない人が家に入ってくる」と言って、実際に見えない人が見えると話すようになりました。精神科病院に受診したところ、レビー小体型認知症との診断を受けました。

通院しながら薬剤調整を続けていましたが、幻視は徐々に悪化していきました。長男夫婦のいない間、近所の家に助けを求める行動もみられるようになり、不安が強く、夜も寝られない状態となったため、精神科病院に再度受診し、入院となりました。

入院後、要介護認定の申請を行い、結果は「要介護2」でした。

不眠や幻視の訴えは続きましたが、薬剤調整を行うことで徐々に不眠も改善し、幻視の訴えもなくなりました。

退院に向けて、看護師と作業療法士で退院前訪問を行い、幻視を引き起こす原因となりそうなものを取り除くなどの環境調整を行いました。

その後、本人・長男夫婦・ケアマネジャー・病院スタッフでケア会議を開催し、退院後の生活について確認しました。日中はデイサービスに通所する方向となり、自宅に退院となりました。助けを求めにいった近所の人にも、ときどき声をかけてもらいながら、穏やかに在宅生活を継続しています。

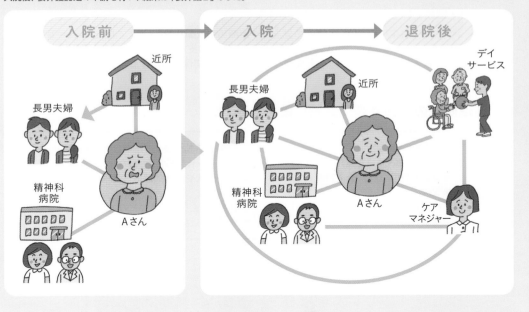

6【退院後の外来支援】

認知症の人は、それぞれの生活の場へと退院します。地域での生活の場になじむ人もいれば、
環境の変化に適応できず、精神症状が悪化してしまう人もいます。
退院後、地域での生活の場が認知症の人にとって安心して暮らせる場となるように、
外来受診時は病院内だけではなく、地域の支援者とも情報を共有し、支援していくことが大切です。

必ずおさえる！

- **退院後の生活環境を確認する**
  >>> 入院中にできていたことが、退院後もできるとは限りません。戻った生活の場が本人の生活に合っていない場合、精神症状が悪化する危険性が高くなるため、確認が必要になります。

- **本人・家族だけでなく、支援者とも連携する**
  >>> 地域で支援している人は、医療者の見立てや治療方針を聞きたいと考えており、本人や家族の同意のもと、診察場面に付き添うことがあります。地域の支援者との顔の見える関係づくりを意識し、本人と家族だけではなく、支援者とも相談しやすい関係づくりをすることが大切です。

● 退院後の初回外来受診時に確認すること

- 退院先（自宅・施設）
- 主介護者（家族・施設職員）
- 社会資源の利用（なし・介入済み・検討中）
- 食事状況
- 清潔行為（入浴や洗濯）
- 生活環境（掃除やゴミなどの管理）
- 日中の活動や交流、趣味など（通所リハビリテーション・通所介護など）
- 精神症状や身体的健康の管理（通院や服薬状況）
- 住居（手すりや段差などの生活の場の改善）
- 介護（身近な介護者などの状況）

こんなときは医師に報告！

◎家族や地域の支援者からの情報は、診察前に適宜報告します。

家族に伝えること

◎退院後の相談先として、外来が対応することを伝えます。

相談先があるというだけで、家族の安心感が違います。入院中のケア会議などで顔を合わせる機会をつくり、受診時だけではなく、電話でも相談してよいことを伝えます。

他職種に伝えること

院内

◎外来カンファレンスは、多職種で行います。看護師だけではなく、他職種の意見も確認し、検討した内容を地域の支援者と共有することで、よりよい支援の提供につなげます。

院外

◎外来受診時の様子や、治療方針などを情報共有します。

◎本人や家族の困りごとなど、医療だけで介入できない部分も多いため、支援者間で情報共有します。

家族は"地域の支援者にお世話になっている"という思いが強く、こんなこと言ってもいいのか、と迷っている場合があります。必要に応じて看護師から地域の支援者に情報共有しています。

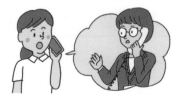

◎診察には、本人と家族の同意が得られる場合、同席できることを伝えます。

退院後の外来支援のコツ

>>> 入院中からケア会議や退院前会議に参加する

退院後のかかわりにつなげるため、入院中からケア会議や退院前会議に参加し、認知症の人の状態や、必要な支援について把握します。本人だけではなく、地域の支援者とも顔合わせを行い、顔なじみになることで、相談しやすい関係づくりを心がけます。

>>> 外来受診時に必ず声をかける

退院した時点で病院の支援は終わりではなく、退院後も継続して支援が必要です。退院後、誰と受診しているのかを確認します。普段一緒に過ごしていない家族と来院した場合、何を相談すればいいのかわからない人がいます。病院受診が"ただの受診"とならないように、診察の待ち時間に声をかけ、入院前、困っていたことを中心に生活状況を確認し、適宜医師に報告します。

こんなとき どうする?

● 退院後に介護サービスを利用したが、かかわりが難しく、入浴などの援助ができない

入院中にどのようにかかわっていたか、病棟看護師に確認し、工夫を共有します。

疾患に応じた対応や、その人の性格を考慮したかかわりが必要な生活場面では、病棟看護師が詳しいです。

外来看護師は病棟看護師と連携し、病院と地域の橋渡しをします。

● 退院後、本人の様子がおかしいが、病院を受診したほうがよいかわからない

何がおかしいのか、身体の部分で調子が悪いのか、何かきっかけになるできごとがあったのか、状況の把握をしっかりと行います。医師に報告のうえ、身体的な問題であれば、かかりつけ医との連携を図ります。

家族の支援が難しい人は、地域の支援者に連絡をとり状態把握を依頼して、適切な受診先への相談につなげてもらいます。

IDEA NOTE

❶ 日常生活援助

❷ BPSDのとらえ方とケア

❸ リハビリテーション

❹ 在宅支援

❺ 地域で支えるための支援

❻ ケアマネジメント

❼ 身体拘束

❽ 意思決定支援

7【外来看護師のかかわり】

認知症により認知機能の障害をきたすと、病院のような慣れない環境に行くことに、不安や抵抗感を示す人がいます。外来では、慣れない環境でも本人や家族が安心して受診できるような看護を提供することが大切です。

必ずおさえる！

● 認知症の本人の話をしっかりとよく聴く

>>> 認知症の人がはじめて病院を受診するときは、まわりの家族や支援者が本人の違和感に気づいて、受診に連れて来ることがほとんどです。そのため、家族や支援者の人の話が中心となることが多く、医療者も家族や支援者からの話を中心に聞き取ることがよくあります。
家族や支援者から情報を得ることも大切ですが、本人が何に困っているのか、本人の思いを知ることがより大切です。

本人の思いを知ることは、今後かかわっていくなかで、とても重要になります。

● 疾患の特性を理解し、症状に合わせた対応を意識する

>>> 認知症の特性は、疾患により大きく異なります。例えば、アルツハイマー型認知症では病院に来た目的を覚えていないことがありますし、レビー小体型認知症の人では、認知の変動により、受診を拒否する場合があります。疾患の特性を理解し、症状に応じたかかわりをしていきます。

● 受診の目的を把握する

>>> 本人・家族は何かしらの困りごとを抱え、自分たちでは解決が難しいと感じ、病院を受診します。病院へ来たものの、その困りごとへの解決の糸口が見つからないままだと、病院への不満やこれからの生活への不安、どうしようもない気持ちが認知症の人のほうへ向いてしまうことがあります。
外来では、1回の受診ですべての問題を解決することは難しいですが、認知症の人とその家族が地域で安心して生活していくためのヒントを得られるようにかかわることが大切です。

エピソード　本人の行動には、必ず意味がある

外来初診のときに、鞄のなかを触りながら周りをきょろきょろ見て、廊下を歩いている人がいました。診察の順番がきても、廊下を歩いており、診察室には入ろうとしませんでした。「いかがなさいましたか？」と声をかけましたが、鞄のなかを触って、歩みを止めませんでした。しばらく一緒に歩いていると、何か話しをしていることに気づきました。耳を傾けると、「財布……ない……」と言っていました。家族に確認すると、本人は財布をなくすため、家族が預かっていたそうです。財布にお金を入れて、本人に渡してもらうよう依頼しました。財布にお金が入っていることが確認できると、ホッと安心した表情をされ、落ち着いて処置や検査にも応じてもらえました。慣れない環境で不安を感じていただけではなく、とても真面目な人で、お金を持っていないため、診察を受けられないと思い、探していたようでした。
病院には、さまざまな人が来院しますが、本人の不安が強く、診察を受けることが難しいことがあります。かかわりを通して、その人らしさを感じ、環境を調整して安心してもらうこと、本人の行動には必ず意味があることを念頭に、かかわることの大切さを再認識しました。

こんなときは医師に報告！

◎認知症の人が思いをうまく伝えられないときには、事前にゆっくりと話を聞き、診察時に医師に報告します。

◎家族が本人の前で話をすることに抵抗感を示しているときや、家族関係を考慮する必要があると判断した場合、医師に報告します。

◎問診や診察を待っている間に、身体面に異常があった場合はすみやかに報告します。

◎認知症の人の問診や処置の場面で、不自然な痣や傷などがあれば、家族に話を聞くとともに、本人と家族の表情の変化も観察し、報告します。

◎既往歴や服薬状況を確認し、服薬管理に問題がみられる場合、医師に報告し、服薬支援の方法を一緒に考えます ▸▸▸p.89 。

家族が医師と話したいと希望したときには、本人が不安にならないように看護師が付き添います。家族に対して不信感を抱かないように配慮し、家族も安心して相談できるように工夫します。

認知症の人の多くは高齢者です。認知症以外に身体面で合併症をもっていることも多いです。精神症状だけでなく、身体面で異常がないか、観察することも必要です。

転倒による外傷のリスクや虐待の疑いなど、事前に予測することで、診察での介入方法も変わってきます。

家族に伝えること

本人の意思を尊重する

◎本人の言葉には必ず意味があることを意識することが大切です。家族のできる範囲で、ゆっくり話を聞いてあげる時間をもてるとよいことを伝えます。

医師に相談しやすい状況をつくる

◎診察場面で医師にうまく話ができない場合や、こんなことを聞いてもいいのか迷う、と考える家族もい

ます。その場合は、看護師から事前に医師に伝えることや、診察に看護師も同席できることを伝え、家族が安心して相談できるようにします。

家族の認知症を受け入れるのに、時間がかかる家族もいます。気軽に何でも相談してよいことを伝え、家族が抱え込まないように配慮します。

外来看護でのかかわりのコツ

>>> なじみの関係をつくる

認知症の人は慣れない環境に置かれると、不安を感じ、落ち着かなくなることがあります。それは、見当識障害など認知機能の障害が大きく影響しています。特にはじめての受診の際には、本人も家族もやっとの思いで受診に来た、ということも少なくありません。本人・家族の思いをくみとり、安心できる声かけを行っていくことが大切です。

>>> 環境を整える

診察の待ち時間が快適に過ごせるように、空調やブラインドを調整しますが、レビー小体型認知症の人は、光の反射やブラインドの影などにより、幻視が出現することがあります。待ち時間の際も表情が硬くなっていないか、落ち着かなくなっていないかなど、変化に目を向け、必要に応じて環境調整していくことが大切です。

幻視で怖いものが見えると、怖い場所に行きたくないという思いが残り、受診抵抗につながるリスクがあることを意識します。

IDEA NOTE

① 日常生活援助
② BPSDのとらえ方とケア
③ リハビリテーション
④ 在宅支援
⑤ 地域で支えるための支援
⑥ ケアマネジメント
⑦ 身体拘束
⑧ 意思決定支援

認知症の人は、視覚認知や注意の障害などから、廊下や壁の色と椅子が同系色であると、椅子に座ることに不安や抵抗を感じる場合があります。外来では、認知症の人が安心して座れるように、椅子の色などにも配慮が必要です。

>>> 問診を通して危険予測する

過去に転倒や失神の既往がある人、身体疾患があるが、処方されている薬を飲んでいない人、急いで病院に来る車のなかで食事を食べた人など、疾患によっては転倒する危険性があります。問診を通して情報を得たとき、本人と家族に説明し、安全に受診するために適宜車椅子の使用を勧めます。

レビー小体型認知症の人は、自律神経症状により立ちくらみや失神がみられる可能性があります。既往がある人は特に気をつけます。

>>> 処置や検査時は、説明と同意を意識する

認知症の人の混乱を避けるため、相手が理解しているか、反応をみながら説明を行います。
認知症の人の状態によっては、検査を受け入れることが難しい場合があります。無理やり検査を行うことは、正しい検査結果が得られないだけではなく、病院に対して恐怖心を抱いてしまうリスクがあります。家族にメリットとデメリットを説明したうえで、同意が得られる場合、本人になるべく苦痛がないように配慮し、処置や検査を進めていきます。

口頭で理解が得られない場合には、検査内容の文字や、イラストが描かれた物を視覚的に提示したり、採血する動作や物品を見せたりして、相手の理解と協力が得られるようにします。

こんなとき どうする？

● 落ち着いて診察を待てず、危険な行動がみられるとき

座っていることができず、立ち上がり、歩きまわる人がいるときは、無理に制止するのではなく、動いても危なくない場所に案内します。または、刺激の少ない場所（人が少ない場所）や、テレビを視聴できる場所、慣れた車のなかなどで待てるように配慮し、同行者自身が周囲に気を遣わなくてもよい場所で、安心して診察を待てるように配慮します。

●「家族の検診について来ただけなので、自分ではない」と受診を拒否するとき

同行者のために付き添いで来たつもりでいたのに、急に自分の受診だと言われると、不安を感じたり、だまされたと思い傷ついたり、混乱する可能性があります。本人と同行者の人にも「一緒に検査しましょう」と声をかけ、一緒に処置室に座ってもらい、安心できるように声をかけます。

●「だまして連れてきたな」と怒りを表出するとき

病院受診を嫌がる高齢者は少なくなく、「だまされた」と怒って受診する人がいます。本人をだます行為は自尊心を傷つけ、信頼関係を損なうだけではなく、嫌な感情だけが残り、今後の受診にも影響します。看護師は、本人の傷ついた気持ちをしっかり受け止めたうえで、できるだけ納得できるように伝える工夫が必要です。

● 受診を嫌がるとき ▸▸▸p.113

その人の信頼している人（配偶者・パートナー・子供・孫・親戚・友達・かかりつけ医・ケアマネジャー）に協力を依頼し、受診を勧めてもらいます。信頼している人の言うことは安心して受け入れてくれる場合があります。可能であれば、一緒に同行してもらいます。

IDEA NOTE
[アイデアノート]

一般病院における
ケアマネジメント

1【一般病棟に入院するとき】

認知症の人が入院する場合は、入院目的である身体疾患の治療と回復を図りながら、認知機能の低下を予防します。そのため、認知症の人にかかわる看護師は、認知症の人ができる限り入院前の生活を継続できることだけでなく、その人がもっている力を発揮できるように支援することが大切です。

必ずおさえる！

● **認知症の人が安心して療養できるために、環境を調整する**

>>> 認知症の人は入院環境になじめなかったり、自分で療養環境を整えることが難しい人もいます。認知症の本人や同居家族、施設スタッフ、ケアマネジャーなど、その人を知る人から入院時に情報を聞き取り、できることは継続し、できないことは支援をすることで、入院中の混乱を最小限にし、安心できる生活環境に調整します。

● **認知症の人を中心に考える**

>>> 治療を円滑にするため、療養環境は認知症の人が居心地のよさを感じる場にします。居心地のよさは、かかわる人からも影響されやすくなります。対象者にとってわかりやすい言葉を使い、理解度を確認しながら意思決定を支援します。

● **多職種と連携する**

>>> 身体拘束は認知症の人をより混乱させて、治療の継続を困難にするため、原則しないという意識づけが大切です。認知症の人の生命にかかわるため、やむを得ず身体拘束する場合は、できるだけ早く拘束を解除するよう、多職種を交えて毎日最善を考えます ▸▸▸p.160。

こんなときは医師に報告！

◎入院により、複数の点滴や心電図モニター、膀胱留置カテーテル、酸素チューブなど多数のラインに囲まれることもあります。ライン類を少なくできないか、不要なラインがないか、医師と相談します。

◎高齢者の多くは、他に基礎疾患をもっています。多剤併用している場合は薬を整理し、最小限にできないか相談します ▸▸▸p.35。

> 高齢者は肝腎機能の低下などにより、薬の副作用が出やすいです。副作用症状が現れたときは、すぐに投与や服用を中止し、医師に報告しましょう。

家族に伝えること

◎認知症の人は、入院していることを忘れてしまうことがあります。家族から入院について説明されることで、「自分が入院していることは家族も知っているから安心だ」と認識しやすいです。

家族からの「今、入院している」という手紙も効果があります。今は、携帯電話でいつでも家族に連絡が取りやすいことから、見当識障害があると、時間にかかわらず何度も家族に連絡することもあります。毎日何度も連絡があると、家族も疲れてしまうので、連絡する時間を決めておくと家族の協力が得られやすくなります。

一般病棟に入院するときのコツ

>>> いつもと違うと感じるときは、訴えがなくても全身状態を観察する

認知症の人は現在の状況を言葉に表出できなかったり、自覚している症状を的確に伝えることが難しくなります。様子がいつもと違うと感じたら、全身状態を観察してフィジカルアセスメントを行い、必要であれば処置を行い、医師に報告します。

異変に気づき、身体疾患の早期発見につなげましょう。きめ細かい観察がポイントです。

>>> ライン類や生活時間を調整し、入院中の拘束を減らす

ライン類が視野に入らないように、点滴や心電図モニターなどのラインをまとめたり、夜間は点滴をしないなど、認知症の人の覚醒時期によって調整することは効果があります。認知症の人にとって、入院生活は大きな拘束になります。起床や就寝、食事の時間など、できるだけ入院前の状態に近づけるよう検討します。

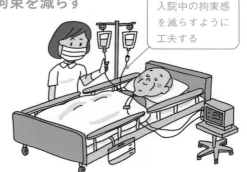

入院中の拘束感を減らすように工夫する

>>> BPSDは認知症の人のヘルプ（助けて）サイン

行動・心理症状（BPSD）が現れたときは、認知症の人も苦しんでいることを理解します。まずは非薬物療法で対応を図り、興奮や暴力などその人自身にも害が及ぶ場合は、薬剤の使用を検討します。副作用を防ぐため、薬剤は必要最小限から使用することが大切です。

BPSDを起こしていることに気づくことがポイントです。認知症の人の苦しみに共感や寄り添い、安全を保ちつつ、早めに対応しましょう。

>>> 病室はできるだけ入院前の生活環境に近づける

目が覚めたときに周りに何もないと、ここにいてよいのかと不安に感じたり、ここがどこかわからず混乱することがあります。不安や混乱を予防するために、療養環境は、認知症の本人と家族やスタッフで協力し、できるだけ入院前と同じように整えます。例えば、以下のものを準備します。

● 病室でできる環境の工夫

- 視覚聴覚の補助→補聴器や眼鏡など
- 見当識の補助→普段使用している時計やカレンダー、新聞など
- 日常生活の継続→ひげ剃りや化粧品、お薬カレンダーなど
- 趣味などの継続→編み物や音楽鑑賞、ラジオなど
- 安心できるもの→普段使用している寝具やタオル、食器など

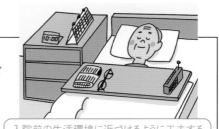

入院前の生活環境に近づけるように工夫する

IDEA NOTE

① 日常生活援助
② BPSDのとらえ方とケア
③ リハビリテーション
④ 在宅支援
⑤ 地域で支えるための支援
⑥ ケアマネジメント
⑦ 身体拘束
⑧ 意思決定支援

>>> 自分の病室がわかりやすいよう、目印をつける

病棟は面積が広く、いくつも扉があるなど、ホテルと似てわかりにくい構造が多くあります。病室前には病室番号が記されていますが、近くまで行かないとわかりません。病室ごとに画用紙で色分けしたり、対象が1〜2人などの少数の場合は、病室前にアクセントとなる飾りを使用します。

飾りは対象者の趣味や嗜好などを取り入れると、さらにわかりやすくなります。ぬいぐるみなどを飾る場合は、名前をつけてもらいます。愛着がわき、記憶に残ります。

● 病室の表示 (一例)

● 廊下の遠くから見ても病室がわかるように画用紙を立体的に掲示する
● 「○○さんのお部屋はオレンジ色でしたね」と確認することで、色の表札をめざし入室が可能になった

画用紙を用いた色分け

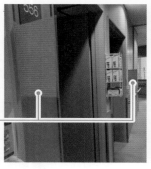

自ら作成した飾りつけ

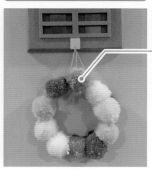

● 病室前に飾ったリハビリテーションで作成した作品を、「私が作ったの」と誇らしげな人もいた

>>> 見当識 (時間) の支援はこれまで使っていたものを活用する

単調な入院生活により、日付や曜日の感覚があいまいになりやすくなります。日付の確認には、カレンダーや新聞紙など、これまで使っていたものを活用します。

「今日」という日付を簡単に認識できる見やすいものを準備します。

● 日付確認の表示 (一例)

壁掛けカレンダー

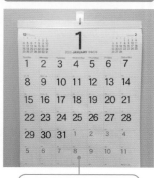

文字は大きく、ひと月ぶんずつのほうがわかりやすい

日めくりカレンダー

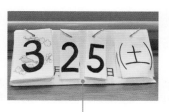

一緒に日めくりができ、日付の確認がしやすい

記入式カレンダー

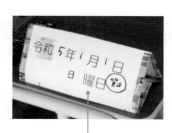

壁掛けカレンダーなどと一緒に、日付を確認して記入することで記憶に残りやすい

IDEA NOTE

❶ 日常生活援助
❷ BPSDのとらえ方とケア
❸ リハビリテーション
❹ 在宅支援
❺ 地域で支えるための支援
❻ ケアマネジメント
❼ 身体拘束
❽ 意思決定支援

こんなとき どうする？

● トイレの場所がわからないのに、案内されるのを嫌がるとき

トイレの場所を探して他の病室に行ったり、廊下の隅のほうで排泄していることがあります。看護師がトイレまで案内しようとすると「呆けていない」と嫌がるときは、トイレの場所をわかりやすく示すように工夫します。

● トイレの場所がわからないときの工夫（一例）

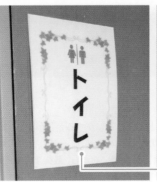 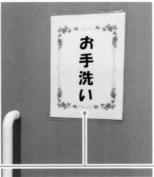

- 病室からトイレに行きやすいように、ベッドの位置を変更する
- 右利きの人は右側に行く傾向にあるため、トイレの位置が右になるように動線を検討する。排泄後は病室へ案内する

- 表示は「便所」「化粧室」など、その人にとってわかりやすい言葉やピクトグラムを使用する
- その人の行動を観察して、傾向と対策を考える

● おむつ交換をしようとすると、大きな声を出したり、看護師の手を叩いたりするとき

まず、排泄の有無を対象者に確認します。そして、対象者と視線を合わせ、今から何をするのか説明し、同意を得てからおむつ交換を行います。
ケアに協力してもらったら、「ありがとうございます」「おかげで助かります」など、前向きな言葉をかけます。

 お互いが対等の立場でケアをしたという満足感になります。

● 尿失禁後、できていた日常的行為もしなくなり、動作を細かく確認するようになったとき

認知症の人が、自分の行動に自信を失っているのかもしれません。認知症の人の今できていることを認めることが、自信につながります。その人のできることを維持するには、看護師がケアに介入しすぎないことがポイントです。たとえ認知症の人が行うと時間がかかったり、汚してしまっても、できることを取り上げず、自分でできたという達成感を一緒に喜びましょう。

 食事の前やトイレの後に手を洗うなど、日常的行為からできることを増やしていき、できたことに対して「できましたね」「気持ちよかったですね」など、快の刺激となる言葉をかけましょう。

エピソード 胃瘻の周囲をずっと触り続けているのは、認知症のせい？

数年前より胃瘻を使用している血管性認知症のAさん。構音障害があり、言葉は不明瞭で、誤嚥性肺炎で入退院をくり返していました。胃瘻からの栄養注入が再開した数日後、胃瘻を自己抜去していました。以降、栄養注入中の胃瘻のラインは、視野に入らないように首元から出し、使用していないときの胃瘻チューブは、腹巻で隠していました。
認知機能が低下しやすい夕方から夜間の栄養は、管理栄養士と相談して短時間で投与する栄養剤を使用することにしましたが、胃瘻周囲を触ることが続きました。
腹部を観察すると、胃瘻周囲に発赤ができていました。皮膚の掻痒感や疼痛による違和感のため腹部を触っていたことがわかりました。認知症による症状であると思い込みをせずに、「これは本当に、認知症の症状？」と疑うことが大切です。

● お世話が好きで、「何もしていないから」と食事を摂らないとき

重度アルツハイマー型認知症で、長年、母として、主婦とし
て役割をもっていた人は、「何かすることはないですか」「何
もしていないのに、ごはんはいただけません」などと話し、
食事をしないこともあります。お世話できるような人形を
用意すると、人形に話しかけたり一緒に寝たり、お世話をす
ることで、安心した表情になり、それをきっかけに食事が摂
れるようになりました。

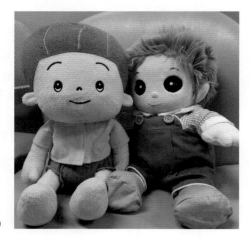

● お世話できる人形（一例）

● 同じ話をくり返すとき

認知症の人が同じ話をくり返すときは、その話はその人にとって強い関心ごとです。もしかすると、そのとき認知症
の人は不安な気持ちでいたり、自尊心が低下し、共感を得たいと思っているのかもしれません。一方、自分の輝かし
いころの話をぜひ聞いてほしい、認めてほしいという場合もあります。時には言葉を補いながら、最後まで話を聴き、
共感する態度で接しましょう。話を遮ったり、否定するような態度は避けます。

● 難聴があるとき

補聴器は聴覚の援助になります。しかし、補聴器を持っていない人や、緊急入院の場合は持参していない人もいます。
補聴器がない場合には、代用できる物品（助聴器）を活用します。

補聴器がない場合に使える物品（一例）

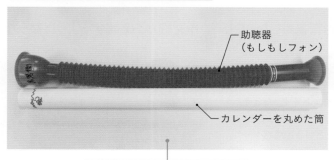

助聴器
（もしもしフォン）

カレンダーを丸めた筒

● 既製の助聴器や、カレンダーを
丸めたもので代用もできる
● 感染予防のため1対象者につき
1本とする

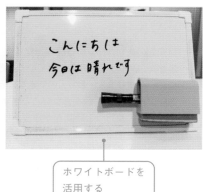

ホワイトボードを
活用する

IDEA NOTE

❶ 日常生活援助

❷ BPSDのとらえ方とケア

❸ リハビリテーション

❹ 在宅支援

❺ 地域で支えるための支援

❻ ケアマネジメント

❼ 身体拘束

❽ 意思決定支援

【豆知識】 **高齢者集団ケア(院内デイケア)とは**

急性期病院は、認知症の人にとって見慣れない場所であり、不安や混乱が生じて、ストレスからせん妄やBPSDなどの悪循環を引き起こします。これらに対応するために、認知症の人やせん妄などの認知障害を伴う高齢者に集団ケアを行う取り組みをしています。

高齢者集団ケアは、せん妄やADLの低下を予防し、健康障害の回復や治療を促進するとともに、心身の賦活化を図り意欲が向上することで、退院後できるだけその人の望む生活をすることを目的とします ▸▸▸p.139 。

● 高齢者集団ケアの目標（一例）

せん妄の緩和と予防	見当識強化、心身の賦活化
廃用症候群の予防	生活リズムの支援、他者との交流、心身の賦活化
退院支援	機能回復、生活リズムの支援

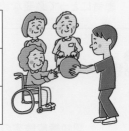

【コラム】 **変わるのは認知症の人ではなく、自分の対応**

重度の認知症のBさんは、失語症があり会話はできません。じゃんけんが大好きで、Bさんに会うとじゃんけんをしていました。再入院されたある日、車椅子に乗ったBさんに出会い、声をかけると「おうおう」と返答し、笑顔を見せてくれました。付き添っていた病棟看護師は、「こんな顔、見たことない」と驚いていました。

認知症の人に話しかけても、すぐに反応しなかったり、つじつまの合わない返答があると、「何もできない」と決めつけていませんか？ 認知症の人は、言葉を咀嚼する時間が必要なこ

ともあります。もしかすると、聞きなれない言葉で反応ができないのかもしれません。「何もできない」とレッテルを貼り、できるはずのことを先回りして介助し続けると、認知症の人は"自分はできないんだ"と認識し、自尊心を低下させることになりかねません。認知症の人のもつ力を信じ、看護する側の視点や対応を変えることで、認知症の人の新たな一面を発見できることもあります。認知症の人に接するときは常に関心をもつことが大切です。

【エピソード】 **"困っている人を助けたい"という気持ち**

認知症のCさんは、ナースコールの使い方を伝えても、使うことはありませんでした。ある日、Cさんは同室者がナースコールを押すことができなかったとき、一緒に困っていました。同室者は何とかナースコールを押すことができ、看護師が訪室すると「ああ、よかった」と、自分のことのように安心され

ました。

認知症の人は、困っている人に敏感です。それは、認知症の人が自分のこととして「困った」を体験しているからだと思います。そして、"困っている人を助けたい"という気持ちが強いと実感しています。

2【 外来通院・検査を受けるとき 】

外来という限られた時間のなかでは、認知機能低下により自分の身体症状や生活上の困りごとをうまく伝えられない、伝わらないこともあります。また、認知症の病期によっては、病院へ来たというだけで不安を感じ、そわそわしたり、待ち時間にイライラして、診療や検査、治療が十分受けられないことがあります。認知症の人にかかわる看護師は、患者にとって必要な診察や検査を不安なくスムーズに受けられるように支援することが大切です。

必 ず お さ え る ！

● **認知機能障害の程度を理解して説明する**

>>> 一度説明しても覚えていない認知症の人もいます。特にはじめて体験することや話は、理解することが難しく、一度にいくつも説明するより、検査前に1つずつ説明することが有効です。不安そうな様子がみられたり、予定より検査や診察の時間が遅れそうなときは、声をかけて説明します。

● **認知症の人を中心に考える**

>>> 同行者にばかり説明していないか、認知症の人、当人を置き去りにしないか注意します。認知症の人は疎外感の状態が続くと、外来受診を嫌なことと記憶して、通院が困難になることがあります。通院困難となれば、基礎疾患の悪化など生命の危機やBPSD、せん妄状態を引き起こしやすく、治療が長期化します。治療が長期化しないように、認知症の人にとって必要な診察や検査を、的確に受けられるよう支援します。

こんなときは医師に報告！

◎認知症の人はわからないことに不安や恐怖、孤独感を感じます。認知症の人の表情や行動を観察し、変化があるときは診察や検査を中断します。視聴覚障害はないか、言葉の理解はできているか、同行者にばかり話をしていないか、認知症の人の表情や言動を確認しながら、診察や検査を行います。
◎再診日に薬を持参してもらい、残薬があれば調整します。残薬数が予定より多い場合は、医師と相談します。

説明するときは、その人にとってわかりやすい言葉で説明してもらうようにしましょう。

薬剤師に薬包の一包化や日付の記入を依頼します。

IDEA NOTE

❶ 日常生活援助

❷ BPSDのとらえ方とケア

❸ リハビリテーション

❹ 在宅支援

❺ 地域で支えるための支援

❻ ケアマネジメント

❼ 身体拘束

❽ 意思決定支援

家族に伝えること

◎病院は非日常であり、緊張や不安が強くなりやすい場所です。認知症の人が今までできていたことでも、一時的に困難になることがあります。

◎慣れない場所では、いつもより緊張しています。慣れない環境から早く逃げ出したくて、診察時に取り繕ったり、「なんともない」と言うことがあります。

安心して診察や検査が受けられるように、家族にはできるだけ同行してもらうようにしましょう。

外来通院・検査を受ける際のケアマネジメントのコツ

>>> 不安な気持ちをフォローし、適宜所在を確認する

外来ならではの案内の声や人びとの話し声、移動する音などの騒音があり、通常とは異なる環境から、「ここにいて、よいのか」と不安に感じる認知症の人は少なくありません。騒音のなかでは、名前を呼ばれても理解できなかったり、"早くこの場所から脱出したい"という気持ちで、他の人の名前を自分と勘違いすることがあります。「あと〇人くらいでお呼びしますね」などと、順番を伝えたり、診察室や検査室に近い場所に誘導するなどして、認知症の人の所在を確認しましょう。

認知症の人が自分のことだとわかるように、名前を呼ぶときは認知症の人と視線を合わせ、近くで声をかけましょう。

>>> 待機時間・場所を調整し、不安にならない環境をつくる

認知症の人は、周囲に人がいなくなると不安を感じやすくなります。診察室や検査室では、待機時間が少なくなるように、待ち時間に応じ検査の順番を変えたり、水分補給などの休憩をとり、待機時間を短く感じられるように調整します。

騒音は認知機能をさらに低下させ、混乱を招くため、騒音のある検査（MRIなど）は前もって説明をします。耳栓の利用で騒音を軽減し、不安なく検査を受けられることもあります。待機時はできるだけ静かな場所を提供したり、職員の姿を確認しやすい場所にします。

特に、はじめての場所や検査は、緊張や不安を強くさせるので、はじめてかどうか確認し、状況を説明したり、付き添うなどの対応が必要です。

>>> 認知症があっても、今の生活を継続するために工夫する

再診日に夏でも長袖の服を何枚も着ていたり、体臭や尿臭が強く感じる場合であっても、ひとり暮らしや老々介護などでは、今までどおりの生活として困ったと感じていない可能性があります。社会福祉士や地域包括支援センターなどに情報を提供し、今の生活を継続する工夫を検討します。また、緊急に支援が必要か否かをアセスメントすることも大切です。認知症の本人や家族に医療福祉相談員について説明し、最初はパンフレットを渡します。次回の診察日に診察の合間で医療福祉相談員が訪問し、顔なじみになるように調整します。生活の様子を聞き取り、何度か顔を合わせたところで、支援内容を検討しましょう。

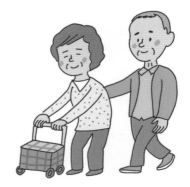

こんなとき　どうする？

● 検査説明を受けたものの、検査を受けずに帰宅してしまったとき

外来受診時、検査説明を受けたものの、検査を受けずに帰宅された事例があります。そのような場合、例えば、院内の検査室までの道順が複雑である、いくつもの検査説明を同時に受けて、わからなくなってしまう、待ち時間が長くなったり、複数の検査室への移動で疲れてしまう、などの理由があります。

認知症の人は緊張下にあると、いつもより認知機能が低下しています。そのため、よりわかりやすく説明することが大切です。できれば、検査室まで職員が案内して検査担当者に引き継ぎ、検査後は外来まで職員が案内したり、検査が複数ある場合は1つずつ説明をするなど対象に応じた対応をします。

検査室までのルートをわかりやすくする工夫

- 検査内容別に色を決め、外来の廊下の床に検査項目別にテープを貼る
- 患者には、テープの色をたどって移動してもらう。色の識別ができることがポイント

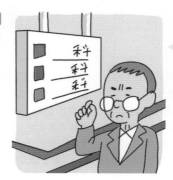

例えば…
放射線科→赤色
内視鏡室→青色
心電図室→緑色　など

● 再診予定日に来院しなかったとき

毎月欠かさず再診日に来院していた認知症の人が、再診予定日に来院しなかったときは、自宅か携帯電話に連絡をします。日付を勘違いしていることもあるので、その場合は近日中に再診日を調整します。普段から家族の連絡先を確認しておき、ひとり暮らしの場合は身体の不調も考えられるため、早急に連絡をとるようにします。

再診日を調整する際は、次の再診日まで薬があるか確認しましょう。

3 【 手術を受けるとき 】

手術室看護師が患者とかかわる時間は、病棟よりも限られます。
そのため安全・安楽な質の高い手術看護を提供するために、認知症の人の不安を理解し、
精神的安定が得られるよう病棟看護師と連携し、援助することが大切です。

必ずおさえる！

● **不安な気持ちをくみ取る**

>>> 認知症の人が理解しているか確認しながら、わかりやすい言葉で説明を進めます。理解しているか確認しながら次に、いつ、何をするのか、1つずつ丁寧に説明します。慣れない環境にいる不安な思いをくみ取り、認知症の人から見える位置にいることや、不安が強い場合は手をさすったり、声をかけて労うようにします。認知症の人の混乱を避けるために、術前訪問した看護師が一連の対応をします。

● **感覚遮断をできるだけしない**

>>> 視覚や聴覚に障害がある場合、できるだけ入室間際まで眼鏡や補聴器などの補助器具を装着したままにします。

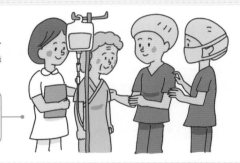

認知症の本人が、今いる場所を確認できるように、独歩や車椅子に乗って入室する

● **術前からせん妄を予防する**

>>> 術後せん妄がどのようなものか説明し、誰もが起こりうることを伝えると、安心しやすいです。

>>> 病棟看護師は、認知症の人が術後転室する場合、転室予定の回復室や集中治療室（intensive care unit：ICU）などを一緒に見学し、専属スタッフとあいさつすることも予防になります。また、術後は疼痛管理や不快感の対応を行うことで、せん妄予防をします ▸▸▸p.135 。

エピソード 術前訪問を覚えていなくても、落ち着いて再度説明する

手術前日に、担当看護師が手術の説明を行ったところ、「うん、うん」と認知症のAさんがうなずいていたので、理解していると判断しました。手術当日、Aさんは朝食が配膳されないことに立腹され、複数の看護師は、説得しようと一緒に廊下を行ったり来たりしていました。Aさんを静かな場所に誘導し、話を聴くと、Aさんは手術を受けることや、手術当日は欠食になることを覚えていませんでした。落ち着いたところで、入院している理由を説明すると、手術を受けることに納得され、無事に手術を受けることができました。
複数で対応すると、誰と話しているのかわかりにくく、より混乱させてしまいます。静かな場所で椅子に座り、視線を合わせて、"あなたの話を聴いていますよ"と態度で表します。

IDEA NOTE

❶ 日常生活援助

❷ BPSDのとらえ方とケア

❸ リハビリテーション

❹ 在宅支援

❺ 地域で支えるための支援

❻ ケアマネジメント

❼ 身体拘束

❽ 意思決定支援

手術を受けるときのケアマネジメントのコツ

>>> いつもと違うと感じたら、全身状態を観察する

認知症の人は、現在の状況を言葉に表出できなかったり、的確に伝えることが難しくなることがあります。認知症の人がいつもと違うと感じたら、フィジカルアセスメントを行い、全身状態を観察します。

>>> 術前訪問時はマスク・ゴーグルを外す

認知症の人は、人の表情を敏感に感じ取ります。相手の表情が見えないとより不安に感じるため、術前訪問時はできるだけ感染防止に留意しながらマスクやゴーグルを外し、顔を見せるようにしましょう。

>>> 処置ごとに説明し、見えるところにいるよう意識する

認知症の人にとって慣れないことの連続で、不安や緊張が続くことから、手術時はいつもよりも認知機能が低下しやすくなります。手術前に理解しても、時間が経過すると忘れていることがあるので、処置などはその都度、1つひとつ丁寧に説明します。術前訪問した看護師ができるだけ対応し、麻酔導入・覚醒時には認知症の人から見えるところにいるようにします。

 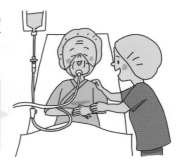

不安や緊張が強いときは、落ち着いた口調で自分が何者か説明し、側にいて声をかけたり、手をさするとよいでしょう。

>>> 予定手術では、術後の状況まで説明しておく

あらかじめ手術を受けることに納得されていれば、手術前の準備は協力的です。緊張や不安はあるので、丁寧に説明をします。術後の状況も説明することで、術後せん妄の予防に協力が得られやすいです。

手術日に家族が面会できないときは、手術を受ける経緯や、励ましの手紙を準備してもらいましょう。

>>> 緊急手術では、術後せん妄の対策を検討する

疼痛や発熱、意識の混濁などの症状により、状況を把握できないため、手術前から混乱していることが多いです。
有症状から説明をしても、覚えていることが難しくなります。安全に留意しながら、落ち着いた口調で、できるだけ短い言葉で説明します。行う処置だけを説明し、術後の状況は覚醒状態を確認して判断します。術後はリロケーションダメージ（環境変化に伴うストレスが心身に影響を及ぼすこと）により、せん妄状態になりやすいため、術後せん妄の対策を検討します。

- 手足を押さえつけたり、「ダメ」などの制止する声かけは、より不安や恐怖を与えるので注意します。
- 手術前後は、家族がそばにいて顔を見たり声を聞き、安心できるように調整しましょう。

エピソード 落ち着かない気持ちを受け止め、安心につながる声かけをする

1泊2日の手術入院されたBさん。家族より「最近は認知症が進んできた」と情報がありました。消灯後、病室である大部屋ではなく、病室の近くにあるソファに腰かけていました。裸足だったので、病室から靴も持っていき、「病室に戻りましょうか」と声をかけると「眠れないので」と断られました。個室への移動を提案しましたが、「ここにいたい」と希望したので、「明日の朝、診察を受けて、自宅に帰ってゆっくり休みましょう」と声をかけました。巡回時に所在を確認し、ソファでも休むことができるように、布団や枕を準備しました。一晩ソファで休んだBさんは、翌朝病室に戻り、診察を受けて退院されました。
Bさんは入院していることを覚えていましたが、病室に違和感があり、安心できる場所を求めていました。Bさんの気持ちを尊重し、今後の予定を説明したことで、予定どおり自宅に退院することができました。

4 【 せん妄のケアマネジメント 】

せん妄は、療養や治療の遂行を困難にするだけではなく、認知症の人のQOL低下を招きます。
せん妄を発症すると、アクシデントのリスクが高くなり、看護ケアや薬剤調整による症状の改善に
時間がかかるため、予防ケアが大切です。予防していても発症した場合は、適切なケアを実践し、
せん妄状態から早期離脱することが重要です。

必ずおさえる！

● **せん妄の発症要因を理解し、誘発因子を除去する**
>>> 誘発因子は、看護介入によって軽減することができます。脳の代謝に直接的に影響を及ぼし、
せん妄の発症に大きく影響する直接因子や準備因子に関しては、アセスメントを十分に行い、身
体状況の改善を図る介入や予測的な視点をもってケアを行います。

● せん妄の発症要因

準備因子	● 70歳以上 ● 脳の器質的障害（認知症、脳腫瘍、脳梗塞、頭部外傷など） ● アルコール大量摂取 ● せん妄発症の既往
直接因子	● 薬物（オピオイド、ベンゾジアゼピン系、ステロイド、H₂遮断薬など） ● 脱水 ● 低酸素 ● 感染症（肺炎、敗血症、髄膜炎、脳炎、尿路感染症など） ● 血液学的異常（貧血、播種性血管内凝固症候群〈DIC〉） ● 代謝性異常（肝腎不全、高カルシウム血症、低ナトリウム血症、血糖異常など） ● 循環不全（心不全など） ● 栄養障害（低アルブミン血症、ビタミン欠乏症など） ● 中枢神経の病変（脳転移、がん性腹膜炎など） ● 手術侵襲
誘発因子 看護介入で軽減できる ▶▶▶p.137	● 環境変化（入院、転棟、照明、騒音、身体拘束、安静臥床など） ● 感覚障害（視覚障害、聴覚障害） ● 身体的ストレス（疼痛、呼吸困難、便秘など） ● 心理的ストレス（不安、緊張など） ● 睡眠・覚醒リズムの障害

● **せん妄状態から早く脱出する**

>>> せん妄は、注意力の低下に伴う意識障害、記憶や見当識の障害を含む認知の変化、短期間の
うちに障害が出現する状態を伴う症候群を示し、以下の3タイプに分類されます。せん妄は遷延
化しやすく、悪循環となるため、多職種と連携して、できるだけ早く対応します。

● せん妄の種類と症状、特徴

種類	症状	特徴
過活動型	● 運動活動性の増加（そわそわしている、落ち着きがない、多弁など） ● 活動性の制御喪失（不穏、暴力、暴言など） ● 徘徊	● 症状を抑えるために薬物を使用することで、ADL や QOL が低下しやすい
低活動型 せん妄状態から脱するのが最も困難	● 無気力状態 ● 傾眠状態 ● 活動量や会話量の低下など	● 明らかな症状として表出されないため、せん妄として見逃されやすい
混合型	● 過活動型と低活動型の両方の症状が交互に現れる ● 興奮状態と無気力状態を交互にくり返す	● 午前中は寝ていたり穏やかだったりしているが、夕方以降に活動量が増加し表出しやすい（夕暮れ症候群）

こんなときは医師に報告！

◎治療中に急激に活動量や反応が変化した場合、せん妄を疑い、全身状態を観察して要因を除去します。特に薬剤の変更や開始時は、せん妄になりやすいので注意します。
◎点滴などのライン類は最低限にし、夜間は点滴を行わないなど調整します。

症状が現れた場合は、すぐに安全を確保します。周囲に危険な物がないか確認し、あれば除去し、事故や二次被害を起こさないことがポイントです。

術後数日はせん妄状態になりやすいため、外すことができるライン類を前もって医師に相談しておきます。

家族に伝えること

◎せん妄発症の高リスク患者の家族には、せん妄症状について発症の恐れがあることを説明しておきます。あらかじめ伝えておくことで、せん妄症状が現れた際に驚くことなく対応できる家族もいます。また、面会の回数を増やしたり、なじみの物を準備してもらうなど、協力を得られやすくなります。

IDEA NOTE

❶ 日常生活援助
❷ BPSDのとらえ方とケア
❸ リハビリテーション
❹ 在宅支援
❺ 地域で支えるための支援
❻ ケアマネジメント
❼ 身体拘束
❽ 意思決定支援

せん妄のケアマネジメントのコツ

>>> 身体疾患の異変を早期に発見する

急激に患者の活動量や反応が変化した場合はせん妄を疑い、全身状態を観察し、早めに要因を除去します。
薬剤の変更や開始時はせん妄になりやすいので注意します。

特に低活動せん妄は発見しにくいので、細やかに観察します。食事摂取量が減ったり、何かをすることを面倒に感じている様子があれば、注意しましょう。「安静に臥床している」は、もしかしたら危険なサインかもしれません。

>>> 自己抜去を防ぐためにライン類を整理する

点滴や心電図モニターなどの身体についているライン類は最低限にします。

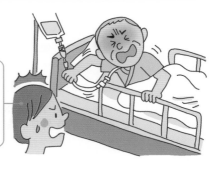

- ライン類を枕の下に隠したり、ズボンの足元からライン類を出したり、点滴刺入部を包帯で保護し、ラインを袖の内側を通して首元から出すなどして、認知症の人の視野に入らないようにする
- 点滴ボトルは視野に入らない位置に設置し、点滴ラインは多少動いても引っ張られない程度の長さにしておく

>>> サーカディアンリズムに合わせて明るさを調整する

朝はカーテンを開けて日光を浴びる、夜はカーテンを閉め、就寝時の室内灯は転倒しないように適度の暗さにします。

動いたときに点灯する人感センサーの設置は便利ですが、「何もしていないのに点灯した」と、驚かれる人もいます。その人に合った照明器具を使いましょう。

>>> 日常生活リズムを整える

入院前の起床・消灯時間を把握します。入院前まで起床時や消灯時にしていたケアを続けることで、朝や夜を認識しやすくなります。日中は院内デイケア ▶▶▶p.139 などの利用もよいでしょう。

点滴をする場合は、就寝までに済ませることで、点滴は日中にするという意識づけができ、夜間はライン類がなく就寝できます。

>>> 時間帯に合ったあいさつと自己紹介をする

訪室ごとに、朝は「おはようございます」、昼は「こんにちは」、夜は「こんばんは」と、自分が担当であることを伝えます。自己紹介をして、ここはどこか、何をしているのか、その都度説明をし、なじみの関係を築きましょう。

● 24時間現実見当識強化(リアリティオリエンテーション:RO)(一例)

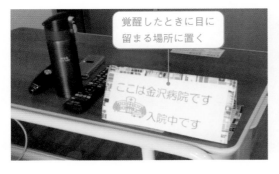

覚醒したときに目に留まる場所に置く

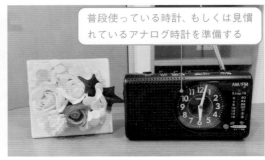

普段使っている時計、もしくは見慣れているアナログ時計を準備する

せん妄ハイリスク患者ケア加算に対応する

一般病棟入院基本料などを算定する病棟において、入院早期にせん妄のリスク因子をスクリーニングし、ハイリスク患者に対して非薬物療法を中心としたせん妄対策を行う、新たな評価（せん妄ハイリスク患者ケア加算）が始まっています。

● **せん妄対策のイメージ**

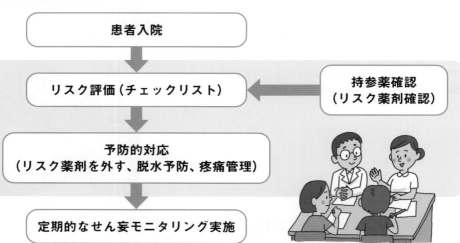

厚生労働省保険局医療課：令和2年度診療報酬改定の概要．令和2年3月5日版：10.
https://www.mhlw.go.jp/content/12400000/000691039.pdf（2023.10.10. アクセス）より引用

こんなとき　どうする？

● 術後、日中は傾眠傾向で、夕方になるとせん妄症状が現れるとき

日中は傾眠傾向のため食事を摂ることができず、夕方になると点滴ラインを引っ張ったり、点滴刺入部のテープを剥がしたり、衣服を脱ぐなどの行動がみられるような場合、すぐに対応します。

脱水状態になりやすいため、適宜飲水を促します。飲水量が少ない場合は補液をし、飲水が摂れるようになれば補液は終了することを医師と決めておくことで、不要なラインを減らします。

術後疼痛を評価して、鎮痛薬を適切に使用します。評価には、表情で判断する「フェイススケール」、行動で判断する「アビー痛みスケール（APS-J）[1]」などを用います。

コラム　**せん妄からの回復には多職種による連携が大切**

せん妄状態からすぐに回復することはないとの認識をもちつつ、認知症の人にかかわる職員全員で一刻も早くせん妄から脱するように工夫します。リハビリテーションのスタッフや介護士はもとより、患者と接する時間が最も長い看護師、看護補助者、清掃スタッフからの多様な知識や経験による情報提供で、せん妄の要因を特定できることがあります。

患者がせん妄状態から一刻も早く脱出し、本来の自分を取り戻すことができるように支援します。

文献
1）Takai Y, Yamamoto-Mitani N, Chiba Y, et al. Abbey Pain Scale：development and validation of the Japanese version. *Geriatr Gerontol Int* 2010；10（2）：145-153.

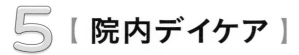

5 【 院内デイケア 】

院内デイケアは、心身の機能維持または向上と認知症症状の緩和、認知機能低下の予防を目標とします。治療に伴う苦痛や生活規制により、ストレスが生じやすい入院生活において、短時間でも認知症の人が非日常である療養の場から日常を感じられるような"居心地のよい時間"を提供することが大切です。

必ずおさえる！

- ● **認知症の人が急変や事故を発生する可能性がある**
  >>> 対象者の病状が安定していても、院内デイケア中に急変や事故を発生する可能性があります。またBPSDを悪化させる恐れもあり、他患者への影響も大きいです。ちょっとした変化を見逃さず、急変時の対応や患者の安全を最優先にします。

- ● **認知症の人は多種多様である**
  >>> 対象は入院中の患者であり、認知症という診断の有無は問いません。せん妄状態であったり、MMSEなど認知機能を採点していることもありません。対象は年齢が50～100歳代までと幅広く、症状により運動レベルも異なります。疾患も多種に及ぶことから、対応するスタッフは病識のスキルも必要です。

- ● **認知症の人が本来の自分を取り戻すことができる**
  >>> せん妄状態や認知機能低下により、治療を認識できなくなると、身体拘束をされるケースも少なくありませんが、院内デイケア中は身体拘束を解除します。対象者の意見を尊重し、集団行動が苦手な人には、個別のプログラムを検討します。院内デイケアが認知症の人にとって、楽しく心地よいと感じる時間を提供し、本来の自分のもつ力を出せる場にすることが大切です。

● 院内デイケアの実施に向けて準備しておくこと

実施場所の確保	● 合唱したり運動したり、ある程度の騒音も可能であること ● 車椅子やベッドの出入りができること ● 急変時に対応できること ● 近くにトイレがあること　など
事故発生時対応マニュアルの作成	● 事故内容（例） 　急変、転倒転落、けが、異食、ラインの自己抜去　など ● 緊急時連絡体制　など

IDEA NOTE

❶ 日常生活援助

❷ BPSDのとらえ方とケア

❸ リハビリテーション

❹ 在宅支援

❺ 地域で支えるための支援

❻ ケアマネジメント

❼ 身体拘束

❽ 意思決定支援

家族に伝えること

◎院内デイケア中に急変や事故が起こる可能性があることを説明します。

◎対象者の生活史を情報収集します。生活史は情報シート（院内デイケア情報シート）に記載してもらい、多職種で共有します。

 同意を得られたら、「院内デイケア参加同意書」に記名してもらいます。

 情報シートに行がはみ出るほど情報を書かれる家族もいれば、「施設入所後から最近のことはわかりません」と淡々と話される家族など、さまざまです。

● 当院で使用している情報シート（院内デイケア情報シート）

● 生まれや育ち、過ごしてこられた時間、好きなこと、苦手なこと、これだけは知っておいてほしいことなどを、記載してもらう

> 情報シートの記載から、院内デイケアの内容を考える
> 【例】● 習字の師範⇒手本を書いてもらう
> 　　　● 歌が苦手⇒リズム楽器を使う
> 　　　● 旅行が好き⇒思い出話に触れる

＿＿＿＿＿＿＿＿さんのことを教えてください

院内デイケアでは、患者さんに楽しく自分らしく過ごしていただけるように、患者さんのこれまでの生活の様子などの情報から、レクレーションや学習療法など計画企画していきたいと考えています。

そこで、これまでの患者さんの生活の様子など、ぜひご家族様からの声をお聞かせください。お手数をおかけいたしますが、ご協力の程よろしくお願いいたします。

生まれや育ち、過ごしてきた時間を教えてください。	
	例）○○市で○人姉妹の長女として生まれ、父親の転勤で○○県に引っ越し。○歳で結婚し○人の子を育てました。前職は○○でした。定年後は、両親の介護をしながら家庭を支えていました。
好きなことを教えてください。	
	例）料理・人と関わること 祭事があると手料理を振る舞い、みんなに喜んでもらいました。 裁縫も得意で手先は器用です。 計算が得意でした。
苦手なことを教えてください。	
	例）昔から歌を歌うのが好きではないようです。（聞く方が好きなようです）
その他、自由にお書きください。	
	例）誰かと一緒だと安心するようです。 賑やかな所を好みます。 デイサービスでは体操は楽しそうにしていたと聞いています。 ○○の話題が好きです。

※お答えできる範囲で結構です。ご協力ありがとうございました。

病棟看護師に伝えること

◎視聴覚障害がある対象者には、補聴器や眼鏡など視聴覚の補助具を忘れずに持参してもらいます。
◎終了後、デイケア中の様子を伝えます。

参加者が笑顔で参加していたり、他の参加者を気遣ったり、病室にいるときと異なる様子をみることがあります。その様子を伝え、参加者のできることを、病室でも反映できないか検討します。塗り絵が上手だったり、歌が好きだったり、院内デイケアがない日もできることが続くように調整します。

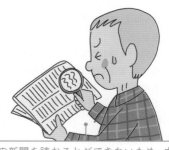

● 日課の新聞を読むことができないため、虫眼鏡を渡したが「やっぱり見づらいね」と残念そうにされたことがあった
● 残念な気持ちが続かないよう、次回は眼鏡を持参してもらい、新聞を読むことができた

他職種に伝えること

◎院内デイケアの対象にあてはまる患者がいたら、院内デイケアの参加を促します。無理強いは必要ありません。試しの参加でもよいことを伝えます。

リハビリテーション療法の対象ではないから、とベッド周囲のみで過ごしている患者は多いです。院内デイケアは "困ったときの緊急避難所" だけではありません。日常生活でぼんやりと過ごしてしまっている認知症の人にこそ、活用してほしいケアです。

院内デイケア実施のコツ

● 当院における院内デイケア

目的	● 規制を伴う治療環境のなかで、短時間でも自分らしく過ごし、参加者のもつ力を引き出すことで、心身の賦活化を図り、生活機能の維持・回復や認知機能の低下防止を図る
期待される効果	● **対象者**：心身の機能向上、適度な疲労感、不眠の解消、身体拘束解除、ストレス緩和、生活リズムの正常化、交流の場、気分転換、もつ力の発揮 ● **職員**：業務、精神的負担（時間的、人的な労力）の軽減
概要	● **対象者**：定員10名（状況に応じ増減）、院内デイケア参加基準 ▶▶▶p.142 に沿って決定 ● **担当者**：作業療法士、認知症看護認定看護師 ● **場所**：院内デイケア室 ● **日時**：週3回（10時30分〜11時50分）〔午前中に活動することで覚醒を促す〕
担当者の役割	● **作業療法士**：プログラムの企画、実施、実施記録 ● **認知症看護認定看護師**：プログラムの企画、実施、実施記録、評価

IDEA NOTE
① 日常生活援助
② BPSDのとらえ方とケア
③ リハビリテーション
④ 在宅支援
⑤ 地域で支えるための支援
⑥ ケアマネジメント
⑦ 身体拘束
⑧ 意思決定支援

● 院内デイケア参加基準

- 認知機能低下、せん妄症状、BPSD症状の予防が必要な患者
- 車椅子で2時間ほど座位を保持できる患者
- 病状が安定しており、2時間ほどのレクリエーション活動ができる患者
- 主治医の許可があり、患者または家族の希望や同意がある患者
- 各種医療機器（輸液ポンプ・酸素など）の使用や各種処置（チューブ・ドレーンなど）を行っている患者は相談・検討し、決定する

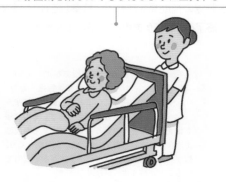

- 症状によっては、参加者がベッドで参加することもある
- 自室を出て、治療の場とは異なる院内デイケアの雰囲気を楽しんでもらえるように工夫する

● 院内デイケア開催当日の流れ

- 院内デイケア開催前日までに、病棟看護師は参加希望者を院内デイケアに予約入力する
- 開催当日の朝、参加者の身体状況や生活史、認知機能などを電子カルテ上から情報収集する。参加人数や参加者情報から、開催直前に作業療法士と認知症看護認定看護師とで当日のプログラムを企画する

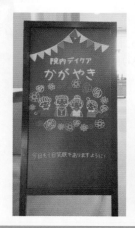

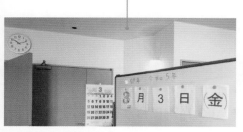

参加者が急遽、不参加になったり参加したりする場合もある。実際の参加者に合わせてプログラムは臨機応変に調整する

当院における基本プログラム（例）	
開始前	病棟スタッフが参加者を院内デイケア室に送る
10:30～11:00	始まりのあいさつ、自己紹介、現実見当識強化（RO）、リラックス体操、合唱
11:00～11:40	集団レクリエーション、個人活動
11:40～11:50	嚥下体操、終わりのあいさつ
終了後	院内デイケア担当者または病棟スタッフが病棟に参加者を送り、院内デイケアでの様子を病棟スタッフに申し送る

「始めます」「終わります」のあいさつで、プログラムにメリハリをつける

最後は「残り半日、元気に笑顔で過ごしましょう！」と一本締めをして解散する

院内デイケア中のコツ

IDEA NOTE

① 日常生活援助

② BPSDのとらえ方とケア

③ リハビリテーション

④ 在宅支援

⑤ 地域で支えるための支援

⑥ ケアマネジメント

⑦ 身体拘束

⑧ 意思決定支援

>>> デイケア中は日常生活に近づける

開始前に整容をします。院内デイケアに参加する目的として、人との交流があります。自分の身なりを正すことは、自分以外の人と会う心構えとなり、第三者を認識することにつながります。化粧をしたり、ハンドクリームをつけて来る人もいます。

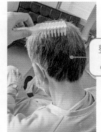

整容は"1日が始まるぞ！"と、気持ちから準備できる

>>> その人のもつ力を出せるよう支援し、多職種で情報共有する

院内デイケアへの参加は、その人にとって、新しい環境変化です。院内デイケア参加中の様子を記録し、多職種と情報共有します。
参加者に苦手なことやできないことを勧めて、自信を喪失させたり、羞恥心を感じさせることなく、得意なことやできることを勧めて、その人がもつ力を出す支援を行います。

「楽しかった」「また来ます」の笑顔が見られるとスタッフも元気になります。

● 得意なことを見つける（一例）

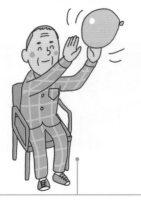

多くの参加者が好むアクティビティケアの人気No.1は風船バレー。反射的に打ち返しをしようとしてくれる

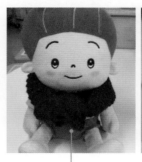

「寒そうだったから」と人形にマフラーを作ってくれた

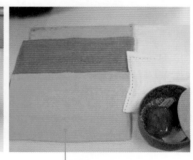

「裁縫は得意だから」とカラフルな雑巾ができた

コラム 院内デイケアに参加できなくても提供できるプログラム

病状によっては、院内デイケアに参加できない人もいますが、病室にいても対象者に応じたプログラムを提供することはできます。認知症の人のケアを「寝ているからよし」としないで、ベッド上で過ごしている人にこそ、生活リズムを整える支援が必要です。
日時や季節がわかるよう環境を調整したり、五感を生かしたコミュニケーションを行い、認知症の人のニーズやもっている力を引き出します。どんな場所にいても「見ること」「聴くこと」「話すこと」を丁寧に行い、認知症の人にとって心地よいケアを探しましょう。

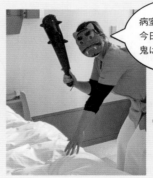

病室に失礼します。今日は節分ですよ。鬼は外〜福は内〜

● 患者さんは布団から手を出し、豆を投げるジェスチャーをしてくれた

>>> 見当識支援として、視覚で季節感を表現する 興味をもつ人が多い

見当識支援の1つとして、行事を大切にしていた世代だからこそ、目で見てわかるような季節感を表現します。

2月は節分	3月はひな祭り

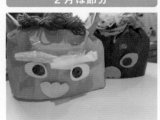
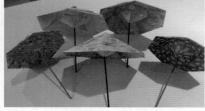
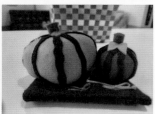

6月は雨に関するもの	8月はスイカ

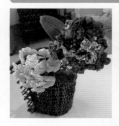
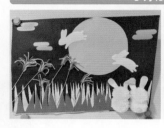
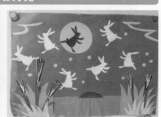
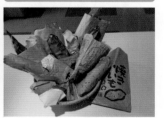

9月はお月見	10月は焼き芋

こんなとき どうする？

● 院内デイケアで感染防止行動が守れないとき

認知症の人は感染防止行動をとることが困難と思われていることから、インフルエンザなど季節性感染流行期では、感染防止対策として、院内デイケアを休止する施設もあります。罹患すると、面会制限などの新たな環境変化となり、ADLや認知機能をさらに低下することになります。そのため、認知症の人には感染防止対策を習慣化してもらう必要があります。

認知症の人が感染症をどのように認識しているのか、どのような伝え方をすれば正しく理解してもらえるのか、マスク装着が習慣となるように、その人に応じた指導の方法を検討します。また、季節性感染流行期では、感染管理者や医療安全管理者らと連携し、安全に院内デイケアが開催できるように配慮します。

● 「コロナ」という言葉になじみがない場合の声かけ（一例）

ころ菜？って野菜なの？

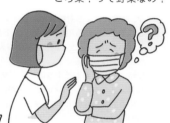

インフルエンザのような病気が流行っていますよ

風邪よりも重たい病気が流行っていますよ

● マスクの装着を忘れる場合の対応（一例）

マスク着用啓発ポスター

- マスクをつけるのは集団生活のためのルールや決まりという表現を使う

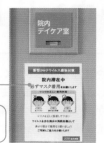

> 視野に入るようにポスターを掲示する

マスクを装着した人形

- 自分の身を守るだけでなく、人の命を守る行動であることを伝える

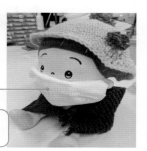

> みんなマスクをしています。ルールを守り、命を守ろう

● 難聴があり、飛沫感染が気になるとき

耳元で大きな声で話さないと聞こえない場合は、距離を保ち、飛沫を最小限にしてコミュニケーションをとる必要があります。筆談、ジェスチャーなど視覚情報によるコミュニケーションをとります。

使い捨てできる助聴器

- 使いまわしは禁止、受話側と送話側を決めておくなど、院内ルールを守って使用する

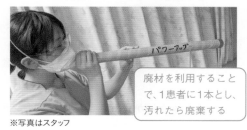

> 廃材を利用することで、1患者に1本とし、汚れたら廃棄する

※写真はスタッフ

● 水分制限があるとき

院内デイケア室の飾りつけ

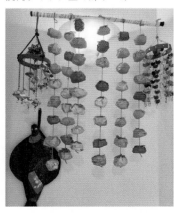

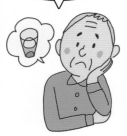

> のど乾いたなぁ。あれ食べられるの？

> 院内デイケアでは原則飲食はできないので、ルールを守っていただくようお願いしています。

- 発言者は水分制限がない場合でも、他の参加者のなかには制限のある人もいる。院内デイケアに参加する前に、病棟看護師に飲水を依頼したり、別室で飲水するなど、対応を工夫し、参加者が院内デイケアを楽しく過ごせるように工夫する

コラム　双方にメリットが得られる院内デイケアは臨機応変に

院内デイケアは認知症ケア加算やせん妄ハイリスク患者ケア加算などの対象ではないため、院内デイケアを廃止することは簡単です。けれども、院内デイケアを継続することで、認知症の人はBPSDが減少し、参加者が自分らしくいられること、ケアするスタッフは担当患者が院内デイケアに参加し、生活リズムの調整の一部になること、など認知症の人とケア担当者の双方にとって利益が得られると考えます。
一方、院内デイケアは、万人に適応することができません。静

かな場所を好まれる認知症の人や、院内デイケアに参加したことで混乱を生じ、BPSDが悪化することもあります。個別性を優先し、臨機応変に対応する技術が必要です。認知症の人のなかには、若いころ苦手だったカラオケを、院内デイケアに参加して大きな声で合唱している人もいます。
情報シートからの情報だけに頼ることなく、認知症の人の今、そのときの気持ちに対応することが大切だと実感しています。

IDEA NOTE

1 日常生活援助
2 BPSDのとらえ方とケア
3 リハビリテーション
4 在宅支援
5 地域で支えるための支援
6 ケアマネジメント
7 身体拘束
8 意思決定支援

❻【 安全・環境ラウンド 】

認知症の人にとって、入院による環境変化は不安や混乱を生じやすく、転倒・転落リスクにも
つながります。認知症の人が早期に入院環境になじみ、安全に療養生活が送れるよう
「その人にとって過ごしやすい環境」を整える必要があります。安全・環境ラウンドは、
その人のもっている力を十分発揮できる生活環境を、多職種で多様な視点から検討し調整します。

必 ず お さ え る ！

● **入院生活で感じている不都合や不安を聴取する**

>>> 困りごとを聴かれて不快な思いをする人は、あまりいないでしょう。本人にしっかり話を聴くところが
ポイントです。当事者、多職種で意見を出し合い、その人にとって最良な生活環境を検討します。

● **安全ばかりを意識しすぎず、センサー類は最小限に**

>>> 安全を守ることに集中し、必要以上にセンサーをつけている場合がありますが、常時見守られる
拘束感で認知症の人の自尊心を傷つけ、意欲を喪失させる場合もあります。安全・環境ラウンド
では、センサー類使用の妥当性についても評価します。

● **認知症の人のもっている力を最大限に**

>>> 介助を安易に行うことで、依存心が強くなってしまい、本来発揮できる能力を奪ってしまうおそれが
あります。その人が本来もっている力を失わせないよう、物の配置や、安全に動ける動線をシミュ
レーションします。自分のやり方で生活が実現できるよう、本人に確認しながら調整を進めます。

コラム　過剰な安全対策は、必ずしも安全ではない

「○○さん、危ないですよ」「○○さん、動かないで」――。認知
症の人は行動が予測できない、インシデント・アクシデントは
避けたいからという思いが先に立ち、過剰な安全対策をして
いませんか？
過剰な対策は、「見張られている」「安静にしなければならな
い」という拘束感を生み、意欲の喪失や不安の増強につながる
恐れがあります。
マットを踏むと音が鳴り看護師が来るとわかると、マットをま

たぎ行動しようとする人がいます。これでは安全対策にはな
りません。むしろ転倒の危険性が上がります。「ナースコール
を押してください」と、わかる場所に表示したり、「必ずコール
を押してくださいね」と、その人がわかるようにくり返し説明
します。行動時、コールを押すことができるようになり、コー
ルマットが不要になる人もいます。不要な拘束感を与えない
こと、過剰な対策をしないことが、その人のもっている力を引
き出します。

● 当院における安全・環境ラウンドの概要

参加者	患者（事前に病棟看護師がラウンドし、選定）、安全管理者、理学療法士、病棟看護師、認知症サポート医、認知症看護認定看護師
頻度・場所	各病棟週1回、ベッドサイド（緊急性や必要があれば随時）
方法	ベッドサイドで生活全般の情報交換を行い、その人にとって最良な環境について改善対策を立てる
対策	● 記憶や見当識にはたらきかける物の工夫 ● ピクトグラムを選定し、ベッドサイドに表示する（共通のケアが提供できる） ● 睡眠薬の検討 ● 身体拘束の解除方法 ● コミュニケーションの工夫 ● 多職種が多様な視点で意見交換し、その人にとって最良な室内環境を調整

IDEA NOTE

❶ 日常生活援助

❷ BPSDのとらえ方とケア

❸ リハビリテーション

❹ 在宅支援

❺ 地域で支えるための支援

❻ ケアマネジメント

❼ 身体拘束

❽ 意思決定支援

● 24時間の情報提供
● 対策の実施と反応

病棟看護師

認知症サポート医

● 病態特性に応じた治療相談
● 薬剤調整
● 環境調整への助言

理学療法士

患者

認知症看護認定看護師

● 運動と認知機能の評価
● リハビリテーション依頼を主治医にアプローチ
● 安全な療養環境への助言

● 身体拘束解除の検討
● デイケアでの情報提供
● その人に応じた環境調整
● 認知症の人の接し方、コミュニケーション方法

安全管理者

● 過去事例からの対策検討
● 拘束中止をバックアップ

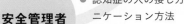

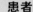

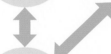

ベッドサイドへ赴き、多職種の視点で生活全般の情報交換や環境調整を行う

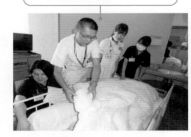

● 安全・環境ラウンドの実際

コラム 病室＝現在の家（生活の場所）ととらえる

24時間生活する病院の病室は、その人にとって現在生活をしている"家"ととらえます。自室はその人のプライベートスペースであり、スタッフは「お邪魔させていただく」という気持ちが大切です。必ず声をかけてから訪室し、突然カーテンを開けるなどの失礼な行為は避けましょう。急に複数のスタッフが入室すると、混乱される人もいます。その場合は、なじみの病棟看護師と数人のみが入室するなどの配慮をします。

安全・環境ラウンドのコツ

>>>ラウンドで訪室時は、五感をフル活用して観察する

ベッドサイドに立ったら、自分の五感（視覚、聴覚、触覚、味覚、嗅覚）をフルセンサーにして、自分がこの環境で過ごすとして「何が最も気になるか」、認知症の人と立場を変換してみましょう。認知症の人のなかには、セルフケア不足により、自分で環境を調整できない人もいます。快適に安全に過ごせるように、生活環境を整えていくようにします。

● 患者の立場で自分自身が生活しているように、
　上から下、ベッドサイドに至る隅々まで観察する

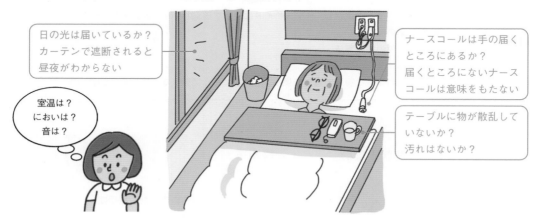

>>>ピクトグラムを利用する

その人のADLに応じた安全対策を示すピクトグラムを、当院で作成したチャート ▸▸▸p.149 に沿って選定します。選定したピクトグラムをベッドサイドにわかりやすく表示し、転倒対策のほかにも処置禁止や、とろみ剤の使用の有無など、その人の安全ケアが同じ方法で提供できるようにしています。
チャートはあくまでも参考とし、その人に必要なピクトグラムを選定します。

● 情報表示ピクトグラムの掲示（一例）

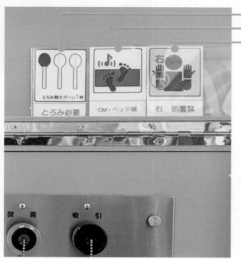

— 飲食の際には、スプーン1杯のとろみが必要
— ベッド横に、踏んだら鳴るコールマット設置中
— 右手は処置禁止

● 当院で使用しているピクトグラムのチャート（一例）

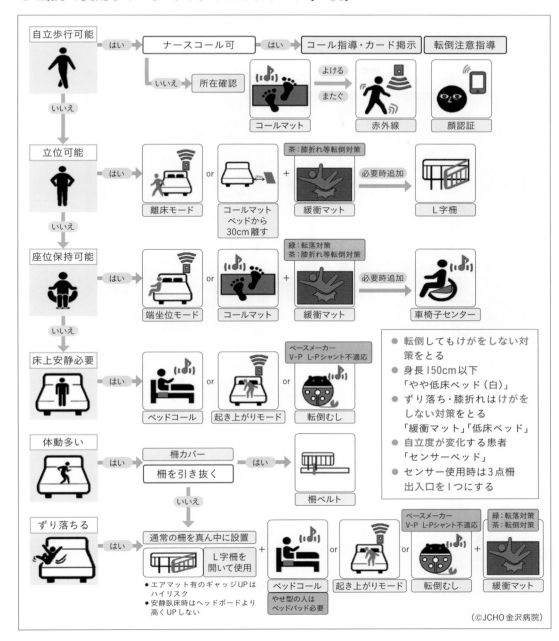

（©JCHO金沢病院）

>>> 転倒、転落のきっかけをつくらない

床のごみを拾おうとして転倒、靴をそろえようとして転倒する事例があります。行動を想定し、環境を整えておくことが必要です。

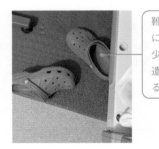

> 靴はベッドサイドにそろえておく
> 少しの気遣い・心遣いで事故を防げる場合がある

IDEA NOTE

❶ 日常生活援助

❷ BPSDのとらえ方とケア

❸ リハビリテーション

❹ 在宅支援

❺ 地域で支えるための支援

❻ ケアマネジメント

❼ 身体拘束

❽ 意思決定支援

>>>道具の使い方をわかりやすく表示する

歩行器やポータブルトイレなどの道具を正しく使えない場合、道具を正しく認識できて使い方がわかれば、適切に使える場合もあります。

歩行器	ポータブルトイレ
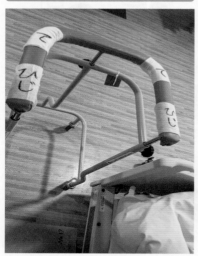	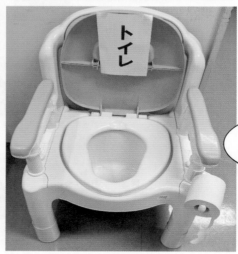

ここのトイレ使っていいんですね

- 歩行器というものの認識がない場合、歩行器が障害物になってしまう
- 手やひじを置く位置がわかれば、正しく使える場合もある

- ポータブルトイレはベッドサイドに置かれることが多いが、流れないトイレを使用したことがないと、トイレとして認識できないことがある
- 「トイレ」と表示することで、トイレと認識して、間に合わず床に放尿するようなことがなくなる

>>>その人にとって心地のよいコミュニケーションから始める

リアリティオリエンテーション（RO）のつもりが、質問攻めになっている場面を見かけます。
見当識の確認は、日常のさりげない会話から引き出せる、その人にとって心地のよい会話のなかで行うようにします。

基本は あいさつ	<ul><li>自分から名乗ること、相手を尊重したかかわり方が大切</li><li>コミュニケーションの方法について、その人に応じた対応が必要</li><li>視覚・聴覚情報や、どの手段で意思の疎通が可能になるのか、相手をよく観察する</li></ul>
嫌がる話題に 触れない	<ul><li>その人自身が好きな話題に触れる</li><li>コミュニケーションをもつことで生活史が紐解かれ、個が際立つ信念やエピソードに触れることができる</li></ul>
反応がないからといって、あきらめない	<ul><li>話をできないのではなく、話を聴いていないこと、話をさせていないことはないか</li><li>「寝たきりだから」「発語がないから」とあきらめていないか</li><li>待つ姿勢と、触れ合おうという意識が大切</li><li>聴覚・視覚以外にも、コミュニケーションの方法はある。触れることで反応をみる、香りを感じてもらう、五感をフルに活用し、あきらめずにコミュニケーションやROを実施していくことが大切</li></ul> 病院の駐車場で摘んできたつくし。春の訪れが話題になる

IDEA NOTE

❶ 日常生活援助

❷ BPSDのとらえ方とケア

❸ リハビリテーション

❹ 在宅支援

❺ 地域で支えるための支援

❻ ケアマネジメント

❼ 身体拘束

❽ 意思決定支援

7【 認知症ケアチーム 】

> 認知症の人は、入院や入所という環境の変化に適応できないことで混乱を招きやすく、その混乱状態を自分でコントロールすることが難しくなります。不穏や怒り、落ち着きのなさなどのBPSDが出現すると、入院目的である必要な身体疾患の治療や処置を困難にさせたり、自立支援を妨げることにもなります。そのため、認知症ケアは病院、施設全体で共有の課題として取り組むことが必要です。

　当院における認知症ケアチームの活動目標は、認知症の人の意思を尊重し、自立に向けた支援を行うことです。認知症の人の環境調整やコミュニケーション方法の検討、身体拘束や向精神薬の使用をできるだけ少なくして、認知症の人が安心できる環境で適切な治療や処置を受けられるようにサポートすることも大切です。そのため、スタッフの研修や指導、医師とのラウンドを行い、多職種との連携を図ります。

　認知症ケアチームが早期に介入することで、せん妄やBPSDの予防を行い、認知症の人のQOLを保ち、身体疾患の治療が円滑に受けられるようにします。

必ずおさえる！

● **認知症の人を中心に考えて支援する**

>>> 急性期では、発熱や疼痛など意識が混濁し、認知機能が低下している可能性があります。また、環境変化により認知機能が低下しやすい状況にあります。認知症の有無にかかわらずその人の困っているという状況に対する支援を行います。

● **多職種とともにチーム体制を整える**

>>> 医師、薬剤師、看護師、理学療法士、作業療法士、管理栄養士、社会福祉士などが互いの専門性を生かした認知症ケアに取り組みます。入院だけでなく、退院後の在宅療養を見通した継続的なケアを検討します。

● **認知症ケアの普及と携わるスタッフへの支援を行う**

>>> 臨床の場では、目の前で起こる認知症の人の言動や行動に振り回され、対応に困っている現状があります。治療を優先し、事故防止のために身体拘束を行うこともあります。本当は認知症の人のそばでゆっくり落ち着いてかかわりたくても、他の重症患者や急変への対応にその場を離れざるを得ないジレンマも生じます。対応の難しさから、看護に対する自信をなくすことさえあるでしょう。このような看護師が抱える認知症の人への看護の困難さを理解し、精神的サポートを行うとともに、実働面の支援体制を考える必要があります。年1回以上、全職員に対する認知症に関する研修会を開催し、認知症ラウンドや院内デイケアの普及活動を行います。医療者が困難事例と感じている際には、認知症の人はそれ以上に困っています。困難事例が生じている際の連絡や、相談体制も整えておくとよいでしょう。

こんなときは医師に報告！

◎病棟看護師は、対応困難と感じた患者を認知症ラウンドに予約入力し、診察を依頼します。非薬物療法で対応できない状態であれば、薬物療法についても相談します。
◎当院の認知症ラウンドは週1回、午後に実施しています。

MMSEや改訂長谷川式簡易知能評価（HDS-R）などの基本情報と、介護負担度などのBPSD評価があるとよいです。せん妄症状の有無も判断します。

他職種に伝えること

◎認知症ケアチームで成功事例、困難事例などを話し合い、共有します。

1人では困難でも、チームで考えると多種多様なアイデアが生まれます。対応の難しさを感じているのは、自分だけではないと気づくことができます。

● 当院における認知症ケアチームの活動

チームの概要	
メンバー構成	医師、薬剤師、認知症看護認定看護師、看護師（病棟、外来、老健）、理学療法士、作業療法士、管理栄養士、社会福祉士（医療相談、地域連携）
開催日	月1回、30分程度
検討内容	認知症ケア加算集計、せん妄ハイリスク患者ケア加算集計、院内デイケア参加者の把握、各病棟の身体拘束や向精神薬の使用者の把握

加算集計は医療事務が対応している

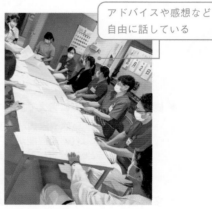

アドバイスや感想など自由に話している

● ある日の認知症ケアチーム

検討内容

❶胃瘻の自己抜去で身体拘束となったとき

胃瘻から栄養注入している患者が胃瘻チューブを自己抜去した場合、胃瘻からの栄養再開と合わせて身体拘束が開始された。身体拘束の解除に向けて、病棟内で話し合ったが、拘束の完全な解除には至らなかった。しかし、認知症ラウンド時、好きな歌手の話からCDで音楽を聴くことや、得意な計算問題をするなど、胃瘻チューブに意識が向かないように生活のなかで工夫すること、胃瘻チューブが視野に入らないように、自宅で使用していた腹巻をすることをアドバイスした。その結果、拘束を外す時間を増やすことができた。

❷おむつ内排泄に抵抗があったとき

おむつ交換しようとすると、手を叩いたり、おむつを外してしまうことがあった。認知症ケアラウンドで患者の気持ちを確認すると、患者は"排泄はトイレでするもの"と、とらえていたことがわかった。チーム内で話し合い、トイレに近い場所にベッドの位置を変更、ベッド横にポータブルトイレを設置するなどのアドバイスをした。その結果、トイレで排泄できるようになると、ほかのケアに協力を得られやすくなり、退院時には入院時と同じADLまで回復することができた。

8【 退院支援 】

IDEA NOTE

❶ 日常生活援助

❷ BPSDのとらえ方とケア

❸ リハビリテーション

❹ 在宅支援

❺ 地域で支えるための支援

❻ ケアマネジメント

❼ 身体拘束

❽ 意思決定支援

入院加療後、認知症の人がどこでどのような生活をしたいのか、特に退院先決定は、
本人、家族にとって今後の生活や人生に影響を与える選択肢となります。
認知症の人が"地域の生活者"として安心して暮らせるよう、本人・家族の意向をふまえて
退院を支援し、多職種と連携して退院の調整をしていくことが大切です。

必 ず お さ え る ！

- ● **意思決定支援** ▸▸▸p.166 **は、本人の思いを聴くことをあきらめない**
  - ﹥﹥﹥ 認知症の施策（新オレンジプラン） ▸▸▸p.58 は、認知症の人の意思が尊重され、住み慣れた地域のよい環境で自分らしく暮らし続けることとされています。どこでどのような暮らしをしたいのか、認知機能の低下があっても本人の意思を確認するために、まずは対話をします。「わからない人」と決めつけず、「思いを聴くこと」が大切です。
  - ﹥﹥﹥ 生活をともにしてきた家族が、本人の代弁者となることもあります。家族は認知症になる前の姿を知っている人であり、本人の生き方や思いについて、推し量れる存在になりえます。かといって、家族の話を鵜呑みにして、本人を置きざりに退院を進めることは違います。退院支援の中心は認知症の人でなければなりません。

- ● **情報収集から経過的にアセスメントする**
  - ﹥﹥﹥ 入院前の生活状況や生活背景を情報収集し、その人がどのように暮らしてきたか、生活者としてどのような暮らしをしてこられたかを知るようにします。そして、今回の入院が、認知症の人の生活にどのような影響をもたらしているかを経過的にアセスメントします。

- ● **多職種で連携し、暮らしにつながる支援を行う**
  - ﹥﹥﹥ 退院後、その人が望む暮らし方を実現するためには、どのようなサポートが必要か、本人・家族を中心とし、多職種で情報交換を行いながら連携して支援します。
  - ﹥﹥﹥ 入院時から早期に介入し、入院中、退院後も切れ目のないサポートを継続し、暮らしにつなげていきます。

エピソード 退院後に好きな食事ができていることを確認、安心できた

Aさんは、病院食が大嫌いで、栄養補助ジュース以外は介助しても受けつけず、点滴も自己抜去してしまうので、ベッド上の生活で廃用が進行していきました。「家に帰れば食べられる、うなぎが食べたい」と言うAさんの意思を尊重し、退院することになりました。

退院後訪問では、臥床してテレビ鑑賞する様子は、入院中と変わりませんでしたが、食事はうなぎや刺身、焼肉と自らの好物をリクエストし、量は少ないものの、摂取できるようになっていました。退院後訪問でAさんの無事を確認し、安心した事例でした。引き続き、訪問看護で経過をみてもらいます。

退院支援のコツ

>>> 入院早期：退院支援の必要性を多職種で評価する

治療やケアを開始しながら、入院時より退院に向けた支援や調整が始まります。病状によって、入院前より大きくADLが低下する場合や、認知機能が低下し、入院前と同じ生活ができなくなることもあります。退院時スクリーニングシートを活用し、退院支援が必要であれば、多職種で情報を共有します。

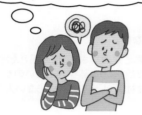

家族
- 金銭問題
- どこの誰に相談したらよいのかわからない
- どのような状況かわからない
- 自分たちの生活を守りたい

意思決定支援

情報収集
アセスメント

情報交換
多職種連携

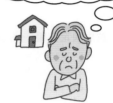

本人
- 自分の家に帰りたい
- 家族から捨てられるの？
- 迷惑はかけたくない

- 退院後、どのような場所でどのように生活したいのか？
- どのようなことを整えれば、その生活が実現可能となるのか？
- 本人・家族のニーズは何か？

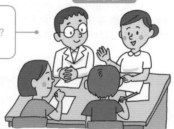

医療者

百人百様の暮らし方があり、それぞれに生活背景があること、抱えている問題もニーズもさまざまであることを理解します。患者と家族の考えや意見が違うこともしばしばあり、双方の意思を橋渡しするのも、看護師の役割と理解します。

>>> 退院前訪問（家屋調査）：多職種で具体的な生活支援を検討する

入院前に家屋を訪問し、退院後スムーズに生活が再開できるよう、その場で生活支援計画やサービスの調整を検討します。多職種で参加すると、本人にとってより具体的なアドバイスが可能になります。

住み慣れた住居では、認知症の人の表情や行動がまるで病院にいる姿とは違って見えます。まさしく、その人の暮らしぶりがわかります。とはいえ、なんでも今までどおりにという訳にはいかないケースが多いです。今までどおりにできること、できなくなったことをアセスメントすることが大切です。

介護問題が、家族の生活に影響を及ぼす場合があることにも配慮が必要です。どこをどのように補えば、その人のよりよい暮らしが実現可能となるかを多職種でアセスメントし、評価を重ね、入院生活から地域での生活にシフトしていきます。

> **参加者**（必要に応じて参加者変更あり）
> - 認知症の本人、家族
> - 看護師、訪問看護師、理学療法士、作業療法士、社会福祉士、ケアマネジャー、社会福祉用具業者

● 地域包括ケア病棟退院前訪問アセスメントシート（一例）

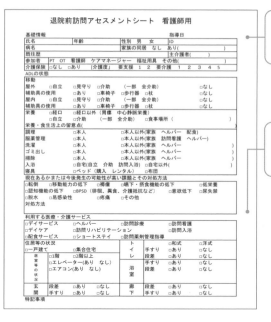

退院前訪問アセスメントシート　看護師用

基礎情報
氏名		年齢		性別　男　女	ID	
病名				家族の同居　なし　あり(	)	
既往歴				主介護者(	)	
参加者　PT　OT　看護師　ケアマネージャー　福祉用具　その他(	)
介護保険　□なし　□あり　〔介護度〕　要支援　1　2　要介護　1　2　3　4　5

ADLの状態
移動
屋外	□自立	□見守り	□介助	（一部　全介助）	□なし
補助具の使用		□あり	□車椅子	□歩行器　□杖	□なし
屋内	□自立	□見守り	□介助	（一部　全介助）	□なし
補助具の使用		□あり	□車椅子	□歩行器　□杖	□なし
栄養	□経口以外（胃瘻　中心静脈栄養）			
	□自立	□介助	（一部　全介助）	□食事場所（	）

栄養・食生活上の留意点
調理	□本人	□本人以外(家族　ヘルパー　配食）
服薬管理	□本人	□本人以外(家族　訪問看護　ヘルパー）
洗濯	□本人	□本人以外(家族　ヘルパー　　　　）
ゴミ出し	□本人	□本人以外(家族　ヘルパー　　　　）
掃除	□本人	□本人以外(家族　ヘルパー　　　　）
入浴	□自宅(自立　介助　訪問入浴）　□自宅以外(	）
寝具	□ベッド(購入　レンタル)　□布団

現在あるまたは今後発生の可能性が高い課題とその対処方法
□転倒	□移動能力の低下	□褥瘡	□嚥下・摂食機能の低下	□低栄養
□認知機能の低下	□BPSD（徘徊、異食、介護抵抗など）		□意欲低下	□尿失禁
□脱水	□易感染性	□疼痛	□その他	
対処方法				

利用する医療・介護サービス
□デイサービス	□ヘルパー	□訪問診療	□訪問看護
□デイケア	□訪問リハビリテーション		□訪問入浴
□配食サービス	□ショートステイ	□訪問薬剤管理指導	

住居等の状況
□一戸建て		□集合住宅	ト		□和式	□洋式
			イ	手すり	□あり	□なし
居室等の状況	□1階	□2階以上	レ	段差	□あり	□なし
	□エレベーター（あり　なし）		浴	手すり	□あり	□なし
	□エアコン（あり　なし）		室	段差	□あり	□なし
玄	段差	□あり	□なし	廊	段差	□あり	□なし
関	手すり	□あり	□なし	下	手すり	□あり	□なし
特記事項							

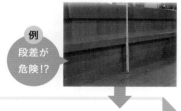

「退院前訪問アセスメントシート」を使用すると、どの看護師が訪問しても同じ視点で調査できる

その人の生活に合ったケアプランを提案

例　段差が危険!?

支援策をいくつか検討
①退院までに段差がクリアできるよう、機能訓練メニューを追加しよう
②段差を退院までに改修してもらおう
③その場で福祉用具の選択、依頼ができる

>>> 退院後訪問：退院後の生活を確認し、見直しや調整を行う

退院後、療養や退院指導にかかわっていた看護師が自宅や施設に訪問し、入院中に指導したケアやサービスが有効に利用されているか、認知症の人や周囲の人が安全で不安なく日常生活が送られているかを見せてもらいます。問題がある場合は、期間内に再度訪問し、指導の見直しや、関係機関と連携しサービスの調整を行います。

参加者（必要に応じて参加者変更あり）
● 患者本人、家族
● 看護師、訪問看護師（初回のみ同行加算20点あり）、ケアマネジャー

● 退院後訪問指導料

「認知症高齢者の日常生活自立度判定基準」におけるランクⅢ以上（日常生活に支障をきたすような症状・行動や意思疎通の困難さがみられ、介護を必要とする）の患者の地域における円滑な在宅療養の移行および在宅療養の継続のため、自宅、介護保険施設または指定障害者支援施設などで療養している患者で、退院日から1か月（退院日を除く）を限度として、5回以内（1回580点）訪問し、当該患者またはその家族などに対して、在宅での療養上での指導を行った場合に算定する。

観察の視点

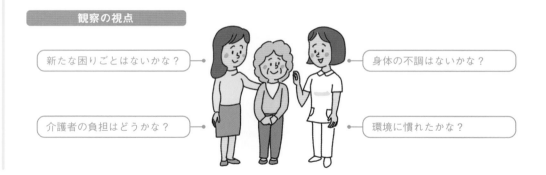

新たな困りごとはないかな？

介護者の負担はどうかな？

身体の不調はないかな？

環境に慣れたかな？

IDEA NOTE
❶ 日常生活援助
❷ BPSDのとらえ方とケア
❸ リハビリテーション
❹ 在宅支援
❺ 地域で支えるための支援
❻ ケアマネジメント
❼ 身体拘束
❽ 意思決定支援

>>> 退院サマリーは、認知症の人にとって有益な情報を書く

退院時の看護サマリー（退院サマリー、転院時要約）は、認知症の人にとって有益になる情報を提供します。認知症があるために日常生活が困難になっているのにもかかわらず、認知症という問題が書かれない、もしくは簡単に情報提供されてしまうことがあります。

退院サマリーは、患者の入院中の治療や看護、生活状況の要約であり、在宅や他施設で継続してケアが受けられるように情報を集約し記入するものです。認知症の人の退院サマリーには、「＃認知症」が看護問題として挙げられます。例えば、「帰宅願望があり、ケア時の抵抗が強く、易怒性・暴言もみられます」とだけ記載されれば、先方は認知症で問題事が多く、大変な人というイメージをもつと思われます。これは、認知症の人にとって有益なサマリーとはいえません。これらを看護上の問題として挙げるのであれば、問題が起こりやすい時間や、不快になるきっかけ、その後どのような声かけやかかわりで落ち着くのか、問題の傾向と対策、解決に向けた援助方法を具体的に記入したほうが、患者にとっても先方にとっても有益な情報となります。

認知症の人は、新たな環境に適応することが難しく、混乱を招くおそれがあります。簡潔・明瞭さが求められる退院サマリーですが、認知症のその人がよくわかるように丁寧につないでいくことが大切です。

● 退院サマリーの記載例

- その人の好きなことをサマリーに数行追加することで、楽しみな時間が継続してもらえて、生活が豊かに変わる
- 認知症の人のマイナスな面だけでなく、できること、好きなことを情報提供していきたい

修正前	修正後
＃認知症　廃用症候群	＃認知症　廃用症候群
● 咀嚼、嚥下機能の低下により絶食中です。 ● 口腔ケアの介助を行い、誤嚥性肺炎を防止しています。	● 咀嚼、嚥下機能の低下により絶食中です。 ● 口腔ケアの介助を行い、誤嚥性肺炎を防止しています。 ● 口・舌の運動訓練や、特に発声訓練は意欲的に取り組まれ、○○さんの好きな時間になっています。 ● パンフレットを同封しますので、訓練を継続していただければ幸いです。

エピソード 退院後訪問による介入で、環境・ケアを見直すことができた

Bさん宅に、退院後1週間で訪問看護師と同行しました。自宅に戻られ、満面の笑みのBさんでしたが、ベッド上で生活……。カレンダーや時計がなく、日時がわからない環境で過ごし、活動量も低下し、便秘を引き起こしていました。福祉用具サービスで準備した歩行器や車椅子は使い方が難しいから、と片づけられていました。

そこで、まず、カレンダーと時計を置き、自室の環境を見直しました。そして、訪問看護師が便通コントロールを行い、自宅内で安全に活動できるよう、訪問リハビリテーションを追加しました。結果、歩行器で歩行が可能となり、リビングへ移動して家族と一緒に食事を摂れるようになりました。

文献
1）日本看護協会編：認知症ケアガイドブック．照林社，東京，2016．
2）山田律子，内ケ島伸也編：生活機能からみた 老年看護過程第4版．医学書院，東京，2020．
3）水谷信子監修：最新老年看護学第3版2019年版．日本看護協会出版会，東京，2019．
4）中島紀惠子監修：認知症の人びとの看護第3版．医歯薬出版，東京，2017．
5）鈴木みずえ編：認知症ケアの手引き．日本看護協会出版会，東京，2017．

IDEA NOTE
［ アイデアノート ］

身体拘束

1 【 身体拘束の考え方 】

2000年にスタートした介護保険制度に伴い、高齢者が利用する介護保険施設などでは身体拘束が禁止されました。その後、厚生労働省が主体となり「身体拘束ゼロの手引き」が作成され、一般病院、精神科病院、在宅や介護保険施設において、定義や考え方は異なるものの、身体拘束のないケアの実現に向けた取り組みが進められています。

必 ず お さ え る ！

- 身体拘束に関して、精神科病院や介護施設は法令により規定されているが、一般病院での身体拘束を規定した法令はない
- 緊急時にやむを得ず身体拘束を行う場合は、以下の3原則を満たす必要がある

切迫性	本人または他者の生命、身体、権利が危険にさらされる可能性が著しく高い
非代替性	身体拘束を行う以外に代替する方法がない
一時性	身体拘束が一時的である

- 介護保険指定基準で禁止されている行動制限には以下のようなものがある

  1. 徘徊しないように、車椅子や椅子、ベッドに体幹や四肢をひもなどで縛る
  2. 転落しないように、ベッドに体幹や四肢をひもなどで縛る
  3. 自分で降りられないように、ベッドを柵（サイドレール）で囲む
  4. 点滴・経管栄養などのチューブを抜かないように、四肢をひもなどで縛る
  5. 点滴・経管栄養などのチューブを抜かないように、または皮膚を掻きむしらないように、手指の機能を制限するミトン型の手袋などをつける
  6. 車椅子や椅子からずり落ちたり、立ち上がったりしないように、Y字型抑制帯や腰ベルト、車椅子テーブルをつける
  7. 立ち上がる能力のある人の立ち上がりを妨げるような椅子を使用する
  8. 脱衣やおむつ外しを制限するために、介護衣（つなぎ服）を着せる
  9. 他人への迷惑行為を防ぐために、ベッドなどに体幹や四肢をひもなどで縛る
  10. 行動を落ち着かせるために、向精神薬を過剰に服用させる
  11. 自分の意思で開けることのできない居室などに隔離する

  > 本来であれば「禁止対象」となる、これらの介護者側の行動に対し、身体拘束ゼロに向けた取り組みが進められている

- 介護保険制度では、在宅や介護保険施設での身体拘束を禁じている

  >>> 高齢者の自立を支援することを目的とした介護保険制度が、2000年（平成12年）4月にスタートしました。それに伴い、認知症の人を含む高齢者が利用する介護保険施設などでは身体拘束が禁止され、介護の現場では「身体拘束ゼロ作戦」として、身体拘束のないケアの実現に向け、さまざまな取り組みが進められています ▸▸▸p.158。

- ## 一般病院では身体拘束を行わないことが前提
  - >>> 身体拘束予防については、以前より注目されており、身体拘束予防ガイドライン（日本看護倫理学会、2015年）[1]では、ケアを見直す手順に加え、看護管理者への提言が示されています。
  - >>> 「急性期病院において認知症高齢者を擁護する」（日本老年看護学会の立場表明2016）[2]においては、"身体拘束を当たり前としない医療・ケア"が打ち出されています。これに付随する形で、認知症による行動・心理症状（BPSD）や意思疎通の困難さがみられ、身体疾患の治療への影響が見込まれる患者に対し、病棟看護師や専門知識を有した多職種が適切に対応することで、認知症症状の悪化を予防し、身体疾患の治療を円滑に受けられることを目的として、認知症ケア加算がつくようになりました。
  - >>> 認知症ケア加算は、原則として療養病床を含むすべての病棟（精神病床などは除く）で算定できます。算定対象となる患者は「日常生活自立度がⅢ以上」ですが、重度の意識障害は除かれます。身体拘束を実施した場合は、加算の4割が減点になります。

- ## 精神保健福祉法における身体拘束の取り扱い
  - >>> 精神保健福祉課疑義照会によれば、寝たきりの予防や食事のために車椅子に移乗させたり、車椅子での移動の際の車椅子からの転落・ずり落ち防止のためのベルトなどを使用したりすることは、精神保健福祉法上の身体拘束にはあたりません。ただし、恒常的にベルトで固定する場合には、身体拘束にあたると述べています。寝たきりに近い人に対し、就寝時ベッドから転落を防止するために行う、短時間の身体安全保護のための固定は、指定医の診察が必要な身体拘束とみなさなくてもよいとされています。

- ## 高齢者への身体拘束を、国民1人ひとりの問題として考える
  - >>> 介護保険指定基準で禁止されている11の行為 >>>p.158 は、介護施設、すなわち生活の場を対象として考えられており、治療の場である一般病院にもそのまま当てはめるのは、無理があるように思います。術後せん妄患者のルート抜去などは、直接生命の危険につながるかもしれません。
  - >>> 高齢者や認知症の人がますます増えていく日本では、身体拘束の問題は国民1人ひとりが自分事として考えるべきでしょう。身体拘束の方法が非人道的であるならば、よりよい医療・介護補助器具を開発するなど、何かよい知恵が生まれるかもしれません。

IDEA NOTE

❶ 日常生活援助
❷ BPSDのとらえ方とケア
❸ リハビリテーション
❹ 在宅支援
❺ 地域で支えるための支援
❻ ケアマネジメント
❼ 身体拘束
❽ 意思決定支援

2【身体拘束ゼロに向けた取り組み】

身体拘束ゼロに向けた取り組みは、認知症の人がもつ行動の自由を奪うことなく、
その人の生命・身体を守るために、多職種で連携しながら行うことが大切です。

必ずおさえる！

● **身体拘束の必要性は、個々で判断しない**

>>> 身体拘束は人の自由を奪う行為であり、憲法上でも自由の権利と平等の考えから行うことを許されていません。しかし、医療の現場では、生命の危機や重要な身体損傷を防ぐなど緊急の場合においては、身体拘束が必要となる場合があります。身体拘束の必要性については、個々の判断で考えるのではなく、チームや組織で考え取り組む必要があります。

● **身体拘束ゼロに向けて、病院全体で取り組む**

>>> 身体拘束ゼロに向けた取り組みを行うにあたっては、個人や部署だけで取り組むのではなく、病院全体で取り組むことが大切です。

① 認知症の人と日常的なコミュニケーションを大切にし、信頼関係を築き、その人の視点に立ったケアを促進する
② 身体拘束ゼロに向けたイメージがもてるように、管理者も含めた病院全体での研修を行い、病院ぐるみで取り組むための動機づけを行う
③ 医療者間で身体拘束ゼロに向けての意識合わせができるよう、コミュニケーションを促進する
④ 身体拘束ゼロに向けての知識や技術を普及する

こんなときは医師に報告！

◎やむを得ず、身体拘束が必要となった場合においても、早期に解除できるようチーム間で代替の方法を検討します。
◎せん妄の可能性がある場合、せん妄の治療やケアを一緒に考えていきます。

身体拘束が必要となった場合、目的に応じて介護衣（つなぎ服）、セーフティベルトなどの既製品の選択が、身体拘束を行ううえでの必須条件となります。

他職種に伝えること

◎身体拘束を早期に解除できるよう、看護師だけではなく、作業療法士や精神保健福祉士、臨床心理士など、それぞれの専門性を活かして話し合いを行います。

それぞれの専門職が話し合うことで、多角的な視点で認知症の人をとらえることができ、ケアの幅が大きく広がります。

家族に伝えること

身体拘束に至った状況を共有し、一緒に代替案を考える

◎生命の危機や、重大な身体損傷を防ぐことを目的として身体拘束を行ったことを、家族にしっかりと説明します。

◎身体拘束による弊害が起こらないように、十分な観察やケアはもちろん、できるだけ早期に解除していけるよう、話し合いを行っていること、身体拘束に至らないための代替案や、日常的なケアの見直しを常に検討していることを伝えます。そのうえで、身体拘束に至った状況を伝え、家族にも一緒に代替案を検討してもらうこともよいでしょう。

身体拘束をしないためのケアのコツ

>>>5つの基本的ケアを徹底する

「身体拘束ゼロの手引き」[3]にも述べられていますが、身体拘束をしないためには、身体拘束を行うに至った理由を掘り下げてアセスメントし、それを取り除くためのケアを検討します。そのために、まずは5つの基本的ケアを十分に行っているか確認し、その人の生活リズムを整えることが大切です。

● 5つの基本的ケア

❶ 起きる
❷ 食べる
❸ 排泄する
❹ 清潔にする
❺ 活動する（アクティビティ）

これらのケアを十分に行っているか確認し、快適な状態を維持しながら生活リズムを整える

例えば、夜間睡眠がとれずBPSDが悪化したり、せん妄を発症したことで、身体拘束が検討されるケースの場合、夜間の睡眠がとれない理由を考えます。「トイレに行きたくないか」「空腹により、何か食べたくないか」「喉は乾いていないか」「衣類やおむつが汚れて、不快ではないか」「日中の適度な活動は行えているのか」などを、優先的に考えながらケアを行っていきます。

空腹を満たし、その人に合わせた排泄ケアを行うことで、快適に睡眠がとれる環境を整えます。さらに、日中の適度な活動は、生活リズムを整えることにもつながります。この5つの基本的ケアを大切に継続していくことで、その人にとって快適な状態を維持することができれば、BPSDの悪化やせん妄の予防につながり、身体拘束が必要になる状況も減っていくかもしれません。

IDEA NOTE
❶ 日常生活援助
❷ BPSDのとらえ方とケア
❸ リハビリテーション
❹ 在宅支援
❺ 地域で支えるための支援
❻ ケアマネジメント
❼ 身体拘束
❽ 意思決定支援

>>> 防ぎたい事故の原因を分析し、ケアを見直す

車椅子から立ち上がって転倒しそうになるため、車椅子に座っているときには、セーフティベルトを使用して身体拘束を行ったり、日中でも床上中心で過ごすようにしてもらうといった、事故防止の観点から身体拘束が行われている場合があります。しかし、こうした身体拘束による事故防止の効果は、必ずしも明らかではなく、かえって事故の危険性が高まることが報告されています[3]。

そして、なによりも問題なのは、身体拘束によって本人の筋力が確実に低下し、その結果、身体を動かすことすらできない寝たきり状態になってしまうことです。つまり、仮に身体拘束によって転倒が減ったとしても、それは転倒を防止しているのではなく、本人を転倒すらできない状態にまで追い込んでいるということです。

第一に、転倒や転落を引き起こす原因を分析し、それを未然に防ぐように病院全体で努めることです。例えば、夜間歩きまわることで転倒の危険性がある場合には、適度な運動によって昼夜逆転の生活リズムを改善することで、夜間歩きまわることそのものが減少する場合も多いです。

次に、事故を防止する環境づくりを行い、転倒・転落の危険性をできる限り少なくするように努めます。例えば、ベッド周囲を乗り降りしやすく、つまずいたりしないよう整理整頓を行います。また、時計やカレンダーを置いて、見当識を高めるような工夫をしたり、眼鏡など使用頻度が高いものを手元に置く、好きな絵や家族の写真などを飾るなど、その人の使いやすく安心できる環境調整も大切です。その人の「QOL向上のための環境づくり」が「身体拘束をしないための環境づくり」に役立ちます。

当院では、病棟内のデイルームに「見守り係」を配置し、患者の行動を過度に抑制せずに、自由に行動してもらいながら、危険がないよう「見守り」を行っています。適度な運動によって、身体と脳の両方の機能改善が期待でき、脳内の血流を改善するためにも、歩いたり立ち上がったりすることは非常に大切だからです。

● 事故防止のための環境整備の工夫 (一例)

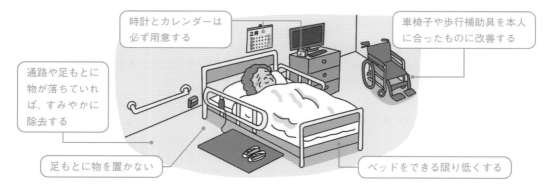

時計とカレンダーは必ず用意する

車椅子や歩行補助具を本人に合ったものに改善する

通路や足もとに物が落ちていれば、すみやかに除去する

足もとに物を置かない

ベッドをできる限り低くする

>>> 福祉用具を活用する

転倒のリスクが高いにもかかわらず、歩くことを希望される場合には、ヒッププロテクターなどを用いるのもよいでしょう。

● ヒッププロテクター (一例)

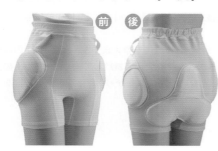

前　後

● 転倒時に股関節を外力から守って、大腿骨頸部骨折を予防する
● 万が一転倒してしまったときに、骨折のリスクを軽減させることができる

(画像提供：日本エンゼル株式会社)

ベッドからの転落による事故は、どの病院・施設でも大きな問題の1つです。前述のヒッププロテクターのほか、超低床ベッドや衝撃吸収マットなどを使用すると、転倒・転落の際に外傷を防ぐことにつながります。

超低床ベッド	● 万が一、転落しても、外傷を最小限にすることが可能 ● 介助時は高さを高くして介助しやすく、就寝時は高さを低くするよう調節できる
衝撃吸収マット	● 転んでも衝撃を吸収する床やマットが好ましい ● 例えば、ベッドからの立ち上がり部分の一部だけでも活用するとよい

超低床ベッドは衛生面が保たれ、日ごろ布団で眠っている人にも違和感や不安感がなく、就眠をサポートするのに効果的

● 超低床ベッド（一例）

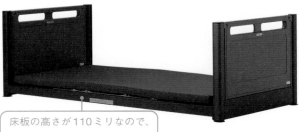

床板の高さが110ミリなので、転落しても衝撃が少ない

（画像提供：フランスベッド株式会社）

当院では、食堂を含めたデイルームはすべて衝撃吸収が可能な床材に張り替えを行いました。これにより、デイルーム内での転倒転落事故で、重篤な外傷を負ったことはこれまでに一度もなく、安全面の保障と身体拘束の最小化につながっています。

こんなとき どうする？

● 病院の方針があいまいで、身体拘束が個々の判断に委ねられているとき

組織のトップである施設長や病院長、そして看護部長などの責任者が「身体拘束の廃止」を決意し、現場をバックアップする方針を徹底することが、まずは重要です。それによって、現場のスタッフは不安が解消され、身体拘束をしない風潮に変えていくため、安心して取り組んでいくことができます。さらに、事故やトラブルが生じた際に、組織のトップが責任を引き受ける姿勢も重要です。一部のスタッフや病棟が廃止に向けて熱心に取り組んでも、他のスタッフや病棟が身体拘束を行うのでは、現場は混乱し、効果は上がりません。

当院は精神科病院であるため、精神保健福祉法の規定により「行動制限最小化委員会」が設けられています。一般病院においても、例えば病院長をトップとし、医師、看護・介護スタッフ、コメディカルスタッフなど全部門参加の「身体拘束最小化委員会」を設置し、病院全体で身体拘束ゼロに向けて取り組むことが大切でしょう。

● 身体拘束のため、施設入所できない人がいる

精神保健福祉法上、身体拘束にあたらないベッド4点柵やつなぎ服の使用であっても、介護保険指定基準では禁止の対象となる「身体拘束」に該当します。例えば、ベッドからの転落防止のため4点柵を使用している人は、介護施設に退院することはできません。施設入所をめざして4点柵を中止したところ、ベッドから転落して、けがをされた人もおり、とても悩ましい問題です。

地域包括ケアシステムの理念でもある「重度の介護状態となっても、住み慣れた地域で自分らしく人生の最期まで生活できる社会の実現」をめざすためにも、身体拘束をしない代替方法やケアの実践を常に心がけていくことが重要です。日常生活ケアの工夫やリハビリテーションを取り入れながら、その人の生活の場に応じた代替案を、地域の支援者や介護者と一緒に考え、共有していくことが必要です。

IDEA NOTE
❶ 日常生活援助
❷ BPSDのとらえ方とケア
❸ リハビリテーション
❹ 在宅支援
❺ 地域で支えるための支援
❻ ケアマネジメント
❼ 身体拘束
❽ 意思決定支援

> **コラム**　認知機能を維持し、QOLを維持・向上するケアをめざして
>
> 当院の高齢者慢性期病棟では、近年、入院される認知症高齢者の特徴として、身体合併症の治療やターミナルケアなどを必要とする、日常生活自立度判定の基準が「Ⅲ」以上の人が非常に多くなっています。そのため、日々、スタッフ間で認知症ケアの向上を図るための勉強会などを行い、認知症の人に身体拘束が必要とならないよう、さまざまな工夫や配慮を行いながら、認知症ケアに取り組んでいます。
>
> 認知症の人がどうすれば認知機能を維持し、QOLが維持・向上できるのか、これからも病院全体で取り組んでいきたいと考えています。

文献
1）日本看護倫理学会臨床倫理ガイドライン検討委員会：身体拘束予防ガイドライン, 2015.
　　https://www.jnea.net/wp-content/uploads/2022/09/guideline_shintai_2015.pdf（2023.10.10.アクセス）
2）日本老年看護学会：「急性期病院において認知症高齢者を擁護する」日本老年看護学会の立場表明2016.
　　http://184.73.219.23/rounenkango/news/news160823.htm（2023.10.10.アクセス）
3）厚生労働省身体拘束ゼロ作戦推進会議：身体拘束ゼロの手引き 高齢者ケアに関わるすべての人に, 2001.

IDEA NOTE

[アイデアノート]

認知症の人の
意思決定支援

1 【認知症の人への意思決定支援】

認知症の人は症状が進行するにつれ、理解力や判断力の低下などから、受けたい治療やケア、過ごしたい場所などに関する意思決定を行うことが困難になっていきます。本人と家族間でこれらについて話し合う機会をもたないまま、本人が意思決定できなくなるケースもよくあります。本人の意向を可能な限り反映させ、本人と家族双方が納得できる選択を行うためには、スタッフが本人の状態に合わせて、適切なタイミングで意思決定支援を行うことが大切です。

必ずおさえる！

● **必ず本人に意向を確認する**

>>> "認知症だから、わからない"と判断せず、治療・ケアの説明などを本人の状態・理解の程度に合わせて丁寧に行います。本人に意向を確認する際は、スタッフや家族の意見を押しつけないよう心がけます。

● **意思決定の内容は家族・多職種で情報共有する**

>>> 意思決定がなされた場合、家族、医療スタッフ、ケアマネジャーらと情報共有します。

● **一緒に話し合う機会を設定し、結果を記録に残す**

>>> 本人、家族、医療スタッフで、今後の医療や過ごしたい場所などについて一緒に話し合う機会を設定します。本人にも必ず参加してもらいます。

>>> 集中できない、早急な決定が難しい様子があれば、個室などで時間に余裕をもってゆっくり考えてもらうのもよいでしょう。

>>> 話し合った結果を記録に残し、家族には書面にして渡します。後に振り返って医療選択などの判断に用いることができます。

こんなときは医師に報告！

◎治療方針や施設入所などについて医師から説明された際、本人や家族は動揺して本音を伝えることができない場合があります。説明後に声をかける、本人や家族の思いを確認し代弁する、記録に残す支援が必要になります。

家族に伝えること

◎入院中にスタッフとかかわる際、本人が訴えた医療などの意向や、本人の現在の状態について、家族に

情報提供します。

◎本人に対する治療や今後、利用可能な社会資源な

どについて、家族が理解できていないことがないか確認します。必要時には補足説明を行います。

他職種に伝えること

◎作業療法士や理学療法士、薬剤師などの他職種に対してのほうが、本人や家族が本音を表出しやすい場合もあります。本人の言動（治療やケア、家族、

自宅・施設での生活への思いなど）や、家族が表出した思いなどについて、情報を共有してもらいます。

意思決定支援のコツ

>>> 本人の希望を大切にしたいことを伝えて、本人の真意を聞き出す

認知症の人が自身の意向を話すとき、「家族に迷惑をかけたくないから」と口にすることがあります。家族やスタッフは、本人の希望を大切にしたいと思っていることを伝え、真意を確認してみます。

>>> 話し合いのきっかけづくりについて、家族にアドバイスする

終末期などについて話をするときに、最初のうちは、あまり深刻な状況をつくらないようにします。

話し合いの機会を設ける前に、テレビなどで最期の迎え方などの話題が出たときや、身近な人が施設入所したり亡くなったりしたときなどに話をしてみて、本人の意向を大まかに把握しておくことを伝えます。

外来や入院治療中、本人―家族間で話し合う機会をつくりやすいタイミングとして、以下の5つが考えられます。

---

❶ 本人・家族から病気や予後について質問があったとき
❷ 治療が必要な身体症状が出現したとき、日常生活動作（ADL）の低下がみられたとき
❸ 本人―家族間で本人に対する医療についての意向に食い違いが生じたとき
❹ 実施している治療やケアに対する本人の拒否、否定的な反応が大きいとき
❺ 退院前

> 事前指示について話し合いがもてる可能性あり >>> p.180 。ただし、行動・心理症状（BPSD）などが軽減し状態が安定したときに本人の意向を確認する

> 「もし今後ご自身の状態が著しく悪くなったとき、治療についてどうしたいと考えますか」など、将来的に受けたい医療などについて確認できる可能性あり

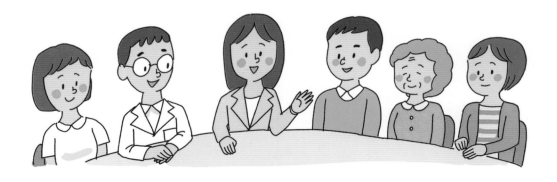

IDEA NOTE

❶ 日常生活援助
❷ BPSDのとらえ方とケア
❸ リハビリテーション
❹ 在宅支援
❺ 地域で支えるための支援
❻ ケアマネジメント
❼ 身体拘束
❽ 意思決定支援

こんなとき　どうする？

● 本人と家族の示す意向に不一致があるとき

医療スタッフと一緒に話し合う機会を設け、医療選択に必要な知識・情報について説明します。選択肢のメリットとデメリットを伝えます。

「わかりにくいことはないですか？」「伝えておきたいことはないですか？」などと声かけし、質問や意見が挙げやすいように配慮します。

● 本人と家族が一緒に話すことを嫌がる、一緒の話し合いの場では本音が言えないとき

本人は家族に、家族は本人に自分の気持ちを聞かれたくないときもあります。それぞれ別々に個室などに移動して、スタッフが付き添い話を聞く時間を設けます。

● 現在受けている医療や退院先などに、不満や強い抵抗がみられるとき

BPSD、薬物療法の影響などに介入し、状態の改善を図ります。本人が会話に集中できるタイミングで説明を行います。不満や抵抗が続くようであれば、もともとの本人の好みや価値観、事前意思、選択のメリット・デメリットをふまえて、家族や多職種で代替案を検討します。

● 本人が事前に示していた意向と現在の意向が違うとき

現在の本人の同意能力の確認が必要です ▸▸▸p.172 。選択肢のメリットやデメリットの理解の程度を評価し、くり返し説明を行います。

毎回話す内容に一貫性があるか確認してみましょう。

エピソード うつ状態が改善したら、本人から退院先に関する意向が確認できた事例

アルツハイマー型認知症のAさんは、うつ状態、食欲不振、無気力で自宅から入院しました。入院後、Aさんは「何もいらないから、あんた食べて」などと言い、食事にまったく手を付けず、点滴を行っていました。抗うつ薬が奏効し、徐々に状態は改善しました。

入院時、家族の意向により、Aさんの退院先は自宅に設定されていました。しかし、入院中に本人から「もう家には帰りたくない。嫁に迷惑になるから、そのほうがつらい。嫌なことも言われたりするから」「私は施設でいい」と、退院先の希望について発言が聞かれました。家族も交えて話し合い、Aさんは介護施設に退院していきました。

家族が本人にとってよいであろうと考え、選択した退院先が、必ずしも本人の意向と合致しないケースがあるということを知りました。自宅での家族とのかかわりが、本人のうつ状態に影響していた可能性もあります。抑うつなどのBPSDが改善し、本人の状態が安定した後、意思表示の機会をつくることがとても重要です。

2 【 療養先に関する意思決定支援 】

認知症が進むと、自分の過ごしたい場所を伝えたり、決めたりすることが、徐々に困難になっていきます。本人の状態に合わせて意向の確認を行ったり、本人の言動や生活状況などを家族やスタッフ間で情報共有しながら、本人が望む場所での生活を実現できるよう支援します。

必ずおさえる！

● **過ごしたい場所（自宅・施設）について、必ず本人に意向を確認する**

>>> 家族や医療スタッフの考えのみで決めずに、本人が判断しやすいよう、本人の理解度に合わせて選択肢 >>>p.108 などを説明します。ケア会議などでは、本人に意向を語ってもらう機会を必ずつくるようにします。

● **入院前・入院中の本人の言動・生活状況について情報共有する**

>>> 家族や施設スタッフなどから、入院前の自宅・施設における本人の生活の様子を確認します。さらに、入院中に本人が今後やりたいことやどう過ごしたいかなど、語っていた内容について、多職種や家族で情報共有します。

家族・他職種に伝えること

◎家族や施設スタッフに対して、退院後に認知症の本人が不調になったらいつでも受診できることを保証します。

エピソード >>>p.170 のように、家族や施設は本人を受け入れやすくなり、本人の意向を尊重した形での退院が可能となることもあります。

今後過ごしたい場所に関する意思決定支援のコツ

>>> 入院前の生活の様子から退院先を決めるヒントが見つかる

入院前に過ごしていた場所の印象、生活の様子などをたずねると、「やさしく世話してくれるスタッフがいたよ」「家で息子によく叱られていた」などと本人の思いを確認でき、退院先決定のヒントになることがあります。

>>> 外出・外泊・退院前訪問指導などを活用する

家族や地域スタッフ（訪問看護師、ケアマネジャーなど）と連携し、外出・外泊・退院前訪問指導などを設定して、実際に本人が退院先や通所先などへ行く機会をつくります。環境変化による本人の反応を確認します。

IDEA NOTE
❶ 日常生活援助
❷ BPSDのとらえ方とケア
❸ リハビリテーション
❹ 在宅支援
❺ 地域で支えるための支援
❻ ケアマネジメント
❼ 身体拘束
❽ 意思決定支援

こんなとき どうする?

● 介護負担感を強く感じて、本人の自宅退院の受け入れを家族が拒むとき

家族の意向を確認し、本人が望む場所への退院に向けて介入します。まず、家族の労をねぎらい、本人が今後暮らす場所について家族の意向を確認しておく必要があります。本人が自宅退院を希望した場合に、家族は本人に対する介護がどこまで可能で、何が難しいかを把握します。

本人への対応について助言したり、困りごとに対して社会資源を調整することで家族の受け入れが可能になるケースもあります。

エピソード 本人の自宅退院の希望を家族が受け入れてくれた事例

アルツハイマー型認知症のAさんは、被害妄想、大声、易怒性、介護抵抗が目立つようになり、当院へ入院しました。入院前は自宅で息子さんとふたり暮らしをしており、サービスなどは利用せず、息子さんが1人で介護を行っていました。

入院後、薬物療法などにより、症状は改善しました。Aさんは療養中、看護師に対して「早く家に帰って、息子とゆっくり過ごしたいわ。ごはん作ってあげないと」とくり返し話していました。しかし、ケア会議で退院先に関する話し合いを行った際、息子さんは「あんたの面倒はもう見切れない。仕事のこともあるし、施設に入ってほしいと思っている」と話しました。Aさんはそれを聞いて、何も語りませんでした。ケア会議の後、看護師が息子さんに対し、Aさんが自宅に帰りたい、息子

さんと一緒にいたい、とよく口にしていたことを伝えました。加えて、自宅での介護の負担を減らすために、訪問介護、デイサービスを利用することを提案しました。息子さんは「そんなこと（Aさんが）話していたのですか」「サービスのことを本人にも伝えてみて、嫌がらないようならもう1回だけ自宅でやってみようと思います」とAさんの意向を受け入れてくれました。Aさんは外泊を数回行った後、自宅に退院しました。

この事例から、入院中の患者の言葉を大切にとらえ、必要時に代弁することや、退院後の本人・家族の生活を支えるために、利用できるサービスについて家族に情報提供することの重要性を再認識しました。

エピソード 「家に帰らせてほしい」を実現した事例

特定不能の認知症だったBさんは、落ち着きのなさ、焦燥感、易刺激性、介護抵抗のため、他院から転入となりました。車椅子を自ら動かし病棟内を落ち着きなく動きまわり、「家に帰らせてくれ」とくり返し訴えていました。

薬物調整がうまくいき、入院時の症状は軽減しましたが、後に肺炎にかかりました。寝たきりになっても「家に帰らせてくれ」の訴えは変わりませんでした。病棟スタッフは本人の意向を家族に伝え、家族からも「本人の希望を叶えてあげたい」と自宅退院の受け入れがありました。在宅医、訪問看護師らと

連携し、退院に向けての準備を進め、Bさんは退院しました。数日後、自宅で家族に見守られ、Bさんは亡くなりました。

このように、BPSDが改善すれば、入院を継続する必要がなくなるケースがあります。終末期の経過においてBPSDの程度は変化しうるので、患者状態の緻密な観察が重要になります。継続的に患者の受けたい治療や過ごしたい場所などの意思を確認して、患者の希望する最期の迎え方を実現するチャンスを逃さないように、はたらきかけることが大切です。

3【 終末期に関する意思決定支援 】

認知症の人の終末期は、時期がとらえにくく、経過も長くなります。
本人の認知機能や同意能力の低下をみながら、受けたい医療や今後の過ごし方などについての
意思決定支援を行っていきます。

必ずおさえる！

- **本人が意思決定できる状態かどうかを見きわめる**

  >>> 本人の意思表示などにBPSDや身体症状、薬物（ベンゾジアゼピン系、抗コリン薬など）の影響が及んでいないかを確認します。

   抑うつや不安、興奮、易刺激性の強いときなどは、冷静に正確な意思決定を行うことは難しいです。

- **本人、家族、スタッフで、くり返し話し合う機会をつくる**

  >>> 本人の意向は変化しうるので、家族が困惑しないよう説明します。話し合うメンバーや場所、時間の調整を行います。

終末期に関する意思決定支援のコツ

>>> 終末期医療に関する話し合いは、疾患の受け入れが進んでから

認知症の診断が告知された後、本人・家族の病気への受け入れが進んだ段階で、「将来的に認知症が進むと、本人が自身で意思決定を行うことが困難になりうる」ことを心理面に配慮しながら伝えます。そのうえで、終末期に受けたい医療について考えてもらう機会をつくることが望ましいです。

>>> 代理意思決定者を早期に決めて、定期的な話し合いをもつ

診断後早期に代理意思決定者を決め、本人―家族間で定期的に話し合いの機会をもつようにします。しかし、日本人は死をタブー視しやすいこと、認知症の経過が長く終末期の判断がつきにくいことから、発症早期では終末期医療について本人や家族が話したがらないケースもよくあります。
（話し合いのきっかけづくりについては >>> p.167 ）

 本人に対して、いきなり医療のことを聞くのは場面に合わないことも多いので、普段の生活や好きなこと、困っていること、家族に対する思いなどから話を展開していくのも1つです。

● 認知症の人の終末期の経過

● 認知症の人の生存年数は、治療開始の時期などにもよるが、約5～12年といわれる

● 認知症の人は、どこからが終末期かがとらえにくく、経過も長い。その過程で認知機能などが低下し、同意能力が失われていく。終末期を見据えて、認知症早期から意思決定支援を開始することが重要

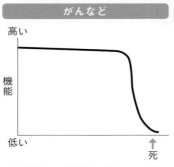

がんなど

比較的長い間機能は保たれ、最後の2か月くらいで急速に機能が低下する経過

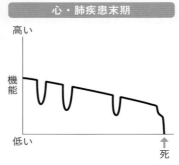

心・肺疾患末期

急性増悪をくり返しながら、徐々に機能低下し、最後は比較的急な経過

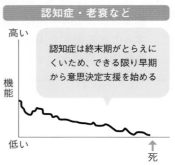

認知症・老衰など

認知症は終末期がとらえにくいため、できる限り早期から意思決定支援を始める

機能が低下した状態が長く続き、ゆっくりと徐々に機能が低下していく経過

Lynn J. Serving patients who may die soon and their families. *JAMA* 2001：285（7）：925-932.

>>> 本人の医療選択に関する同意能力を総合的に評価する

意思決定ができる認知機能のめやすは「MMSE 18点」が閾値といわれます。しかし、認知機能だけでは判断しきれないことも多いです。

理解、認識、論理的思考、選択の表明の4つの要素を意識して、本人とくり返しコミュニケーションをとり、同意能力を確認します。

● 同意能力4要素の評価基準と質問例

要素	評価基準	質問例
理解	告知された医学的状態と治療、治療に伴うメリットやデメリットに関する情報を理解しているか確認するため、本人の言葉で説明するよう促す	●「○○先生があなたに説明したこと（疾患名、推奨される治療の説明、治療に伴うメリットとデメリット、治療を受けない場合の利益と危険性）からどういう病気であるか、あなたの言葉で説明してください」
認識	説明を受けた疾患や医療行為を自分のこととして認識しているか確認するため、医学的状態や提案された治療が自分のためになるか意見を述べるよう求める	●「これがあなたの病気の主な特徴ですが、そのことについて何か疑問に思うことはありませんか」 ●「この治療を受けることがあなたのためになると思いますか」 ●「どうしてそう思うのか教えてください」
論理的思考	治療の選択肢と選択結果を比較し、選択した理由について述べるよう求める。患者は「不合理な」選択をする権利があるため、選択結果ではなく、プロセスに焦点をあてる	●「今まで説明したなかで1つめはAという治療、2つめはBという治療です。このうちどれを希望しますか」 ●「（選択した治療）がよいと思うのはどうしてか教えてください」 ●「（選択した治療）の起こりうる利点と危険性について話してきました。では、この治療があなたの日常生活にどのような影響を及ぼすと思いますか」
選択の表明	患者に治療の選択を示すよう求める	●「先ほど（選択した治療）を選ばれていました。一通りのことを話しましたが、今はどのように思いますか」

成本迅：認知症の人の医療選択と意思決定支援　本人の希望をかなえる「医療同意」を考える．クリエイツかもがわ，京都，2016：150．より引用

● 認知症重症度ごとの同意能力

- 軽度の場合、有効な同意が得られる場合があるので、十分に治療や療養場所に関して本人に説明を行う
- 中等度〜重度において、本人からの有効な回答が得られない場合、意向の推定が必要になる

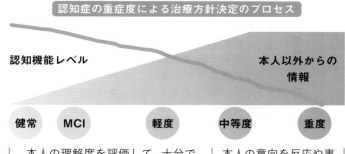

認知症の重症度による治療方針決定のプロセス

| | 本人の理解度を評価して、十分であれば本人からの同意に基づいて治療 | 本人の意向を反応や事前指示、家族、関係者からの情報に基づいて推定し治療 |

成本迅：認知症の人の医療選択と意思決定支援　本人の希望をかなえる「医療同意」を考える．クリエイツかもがわ，京都，2016：147．より引用

>>> **認知症の種類を考慮して、本人の意向を確認するタイミングを図る**

例えば、レビー小体型認知症では、認知の変動があるため、状態のよいときに意思決定を求めるなど、認知症の種類に応じて支援方法を工夫します。

● 認知症の種類別にみた意思決定支援のポイント

認知症の種類	特徴	意思決定支援のポイント
アルツハイマー型認知症	● 近時記憶障害と不安、うつ、被害妄想、興奮などの精神症状が特徴 ● 年単位でゆっくりと進行する	**[初期]** ● 意思表明について問題ないことも多い 　➡本人と話すことが重要。取り繕い、他者に意見を合わせる迎合性、同調性に注意が必要。本人の理解度や本人の価値観、気持ちを確かめながら支援を進める ● 意思表明後に忘れてしまうことがある 　➡時間をおいてくり返しの確認や人を替えて確認を行う ● 精神症状は治療で改善を試みる。改善のみられない時点での意思決定は最小限にとどめ、改善後に方針変更の余地を残しておく **[中期・後期]** ● 言語での表出は難しい。身振り・手振りに着目して本人の意向をくみ取る努力をする。過去に示されていた事前意思も確認しながら、意思決定に携わる

IDEA NOTE

❶ 日常生活援助
❷ BPSDのとらえ方とケア
❸ リハビリテーション
❹ 在宅支援
❺ 地域で支えるための支援
❻ ケアマネジメント
❼ 身体拘束
❽ 意思決定支援

認知症の種類	特徴	意思決定支援のポイント
血管性認知症	● 脳の損傷を受けた部位によって症状が異なる。前頭葉の機能障害が多く、認知プロセスに影響する ● 梗塞や出血のたびに階段状に進行する。せん妄の出現も多い	**[前頭葉機能の障害]** ● 将来の見通しを立てて計画する、選択肢から論理的に1つを選択するなどが困難になる 　➡他の刺激を遮断し、集中しやすい環境を整える。選択にあたって重要な情報を紙に書いて注意を向けてもらう **[言語領域の障害（失語）]** ● 運動性失語（ブローカ失語） 　➡会話は理解できているので、身振り手振り、書字など話し言葉以外の表出手段を工夫する ● 感覚性失語（ウェルニッケ失語） 　➡流ちょうに言葉を話すが、理解せずに話しているので内容はまとまりに欠け、状況にそぐわない。言語聴覚士、作業療法士などと協働して、声かけなどの支援を工夫する **[せん妄]** ● 症状改善に向けた介入を行う ● 1日のうちで比較的意識清明な時間帯にコミュニケーションをとる ● せん妄のある時点での意思決定は最小限にとどめ、改善後に方針変更の余地を残しておく ● 長期的な意思決定は自宅や介護施設に戻ってから、なじみのスタッフとともに行うのもよい
レビー小体型認知症	● 認知機能や精神症状の状態に変動が大きい。近時記憶障害はアルツハイマー型より軽いことが多いが、注意障害や視空間機能障害がみられる ● 精神症状は幻視、妄想、うつなどが特徴的	**[状態の変動性]** ● 重大な意思決定は、状態のよいときを見計らって行う ● 注意障害は持続的にみられるので、集中できる環境づくり、会話に集中できているかの確認が必要 **[視空間障害・幻視]** ● 視空間障害による意思決定への影響は限定的 ● 幻視についても、被害妄想を伴うと落ち着いて意思決定できないなどが発生するが、意思表明そのものに大きな影響は及ばないことが多い 　➡認知症の症状の重症度と意思決定能力が必ずしも相関しないことに留意する
前頭側頭型認知症	● 年単位でゆっくりと進行する。若年性認知症に多い ● 行動に抑制が効かなくなり、万引きなどの反社会的行動や暴言・暴力がみられるタイプや、言語の表出や理解に障害がみられるタイプがある	**[行動面に変化の出るタイプ]** ● 長期の見通しが立てられず、短絡的な選択をしたり、感情面が落ち着かず、スタッフとの関係性が築けないことがある 　➡不必要な刺激を避け、説明時間を短くする工夫が必要。本人が自身の利益にならない選択をしている場合には、もともとの本人の意向や好みを考慮して介入する **[言語の障害がみられるタイプ]** ● 失語はゆっくりと進行することから、あらかじめ進行を予測して意向を聞き取っていくことが重要。表出が障害されているのか、理解が障害されているのかを把握する

成本迅：認知症plus意思表明支援　日常生活の心地よさを引き出す対話事例. 長江弘子監修, 原沢のぞみ, 高紋子, 岩﨑孝子編集, 日本看護協会出版会, 東京, 2021：2-5.を参考に作成

>>> 本人の意思表示を助ける

スタッフは本人の状態に合わせて、文字や図を用いて説明する、選択肢を絞るなど本人が意思表示しやすくなるようサポートします。

● 認知症の人の意向を推測するための工夫

難聴	● 静かな席へ案内する ● 補聴器がある場合は装着してもらう ● 本人の正面からはっきり語りかける ● 筆談する場合は、キーワードを明確に
注意	● 人の出入りや他の人の話し声などが気にならず、集中できる環境 ● 話す前に名前を呼んで注意喚起
記憶	● 1文を短く区切る。キーワードとなる言葉は1文に1〜2個 ● 字や図など視覚的な補助を使うと、記憶に残りやすい。説明のときに使ったメモや図を、後日確認のときに使うと思い出しやすい
理解	● 平易で簡単な言葉、なじみのある表現でくり返す ● 説明内容のポイントをわかりやすく書いて指し示す
選択	● 選択肢を2つに絞る 「はい」「いいえ」で答えられる質問

成本迅：特集　認知症の人の終末期について考究する　認知症の人の医療選択と意思決定支援：同意能力評価と支援プロセスについて.　認知症ケア事例ジャーナル2018；11（1）：25. より引用

>>> コミュニケーション、ケア場面などにおける本人のメッセージを大切にとらえる

本人が発する言語だけでなく、非言語メッセージ（表情、視線、動作など）をとらえることが、本人の意向の把握に役立ちます。二者間の対話におけるメッセージの約65％は動作、話し方など言葉以外の手段により伝えられるといわれています。

● 認知症の人の肯定的・否定的な反応・しぐさ（非言語メッセージ）

	例
肯定的な 反応・しぐさ	声を出して笑う・自慢する・頬が緩む・穏やかな表情・身体を預ける・触る・身を乗り出す・眺める・視線を向ける・相槌・近寄る・頷く・指示に沿う・役割をこなす　など
否定的な 反応・しぐさ	にらむ・叫ぶ・怒鳴る・叩く・暴言・拳を握る・俯く・くり返し聞く・沈んだ様子・無気力・反応が乏しい・ぼんやり・されるがまま・無表情・眉間にしわ・口を固く結ぶ・腕を組む・身体をそらす・距離をとる・首を左右に振る・無視・抵抗・探るような目・緊張・視線をそらす　など

中島紀惠子：認知症の人びとの看護　第3版. 医歯薬出版, 東京, 2017：132. を参考に作成

① 日常生活援助
② BPSDのとらえ方とケア
③ リハビリテーション
④ 在宅支援
⑤ 地域で支えるための支援
⑥ ケアマネジメント
⑦ 身体拘束
⑧ 意思決定支援

4【 家族への代理意思決定支援 】

代理意思決定を担う家族は、本人の生死にかかわる治療などの重大な決断を迫られることにより、精神的負担を感じます。家族が不安や葛藤を抱くことなく代理意思決定を行うためには、医療スタッフによる支援がとても重要です。

必ずおさえる！

● **本人が過去に残していた事前意思について確認する**

>>> エンディングノート **>>>p.177** や事前指示書 **>>>p.180** 、家族間での話し合い、普段の会話における発言内容などについて、家族や成年後見人、施設スタッフ、ケアマネジャーなどに確認します。本人が大切にしていること（信仰、信念、価値観、死生観など）についても情報を得ます。

● **「もし本人に判断能力があったら、どうするか」を代理意思決定者に考えてもらう**

>>> 医療などの選択に必要な情報を提供し、質問や確認に応じ、後悔のない判断ができるよう決定を助けます。

● **代理意思決定者の精神的負担を減らせるようにかかわる**

>>> 特に本人の認知症が進行していたり、BPSDの悪化などで緊急入院になったときなど、家族は悲しみ苦しむことが多いです。スタッフは家族の思いに耳を傾け、肯定的に寄り添うこと、落ち着いて冷静に認知症の人に対する医療などの決定ができるように支えます。

>>> 代理意思決定者1人に責任がかからないように、多職種や他の家族と一緒に話し合い、ゆっくり時間をかけて決断できるようにサポートします。

家族に伝えること

◎認知症の人の現在の全身状態や予後から、どのような選択肢があるか、代理意思決定者にわかりやすく伝えます。

 選択肢のメリットとデメリットについて、代理意思決定者の受け止めや理解度を確認します。

エピソード 家族が胃瘻を選択した事例

アルツハイマー型認知症のAさんは療養中に抑うつ症状が出現し、食事が摂れなくなりました。医師から胃瘻造設を勧められた家族は、Aさんへの意向の確認や推測を行うことなく、「かわいそうだから」といって造設を決定しました。経管栄養法を続けた結果、状態は改善し、胃瘻を閉鎖。しかし、Aさんは「何のために生きているかわからない。死んだほうがいい」との発言を続け、残りの人生を介護施設で過ごしました。本人が受ける医療について、家族の思いのみを推し進めるのではなく、本人にとって最善の選択はどのようなものか、本人の発言やこれまでの生活などをふまえて考えることが重要です。

IDEA NOTE

❶ 日常生活援助
❷ BPSDのとらえ方とケア
❸ リハビリテーション
❹ 在宅支援
❺ 地域で支えるための支援
❻ ケアマネジメント
❼ 身体拘束
❽ 意思決定支援

代理意思決定支援のコツ

>>>エンディングノートを本人や家族に紹介する

自分に「もしも」のことがあったときのために、家族や大切な人に伝えておきたいことをまとめておく「エンディングノート」には、市販のものや、各市町村などのホームページなどから無料で入手できるものもあります。ケアマネジャーや訪問看護師などの地域スタッフから勧められ、作成している認知症の人もいます。

エンディングノートは、家族や大切な人と話し合うきっかけとして活用できます。持っていない人には外来などで本人や家族に紹介するのもよいでしょう。

● 活用できるエンディングノート（一例）

「わたしのきもち〜自分らしく生きるために、今、大切な人と話し合ってみませんか〜」（石川県羽咋市）

● 人生の最終段階における医療・介護の意思表示ツール（羽咋市版）
● 市のホームページから簡単にダウンロードできる
● 医療機関や認知症の相談窓口などの情報も書かれている

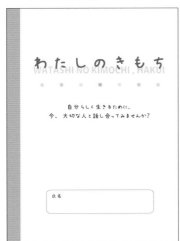
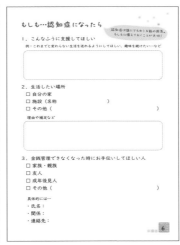
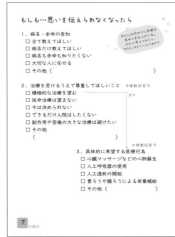

羽咋市在宅医療・介護連携推進協議会：わたしのきもち〜自分らしく生きるために、今、大切な人と話し合ってみませんか〜第2版，2023．
https://www.city.hakui.lg.jp/kenkou_fukushi_kosodate/fukushi_kaigo/3/5838.html（2023.10.10.アクセス）より転載

看取りを考える寸劇動画「わたしのきもち〜自分らしい最期を迎えるために〜とは」

● ホームページで視聴でき、エンディングノートを活用するタイミングなどが紹介されている

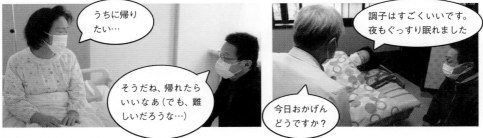

石川県羽咋市ホームページ
https://www.city.hakui.lg.jp/soshiki/shiminfukushibu/chiikihoukatsu/2/3_1/13365.html（2023.10.10.アクセス）より転載

リビング・ウィル 携帯用カード（長野県須坂市・小布施町・高山村）

- 医療・ケアについての生前の意思表明を書き込める携帯用カードが入手できる
- 緊急で代理意思決定が求められた際などに役立つ

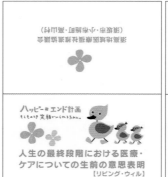

		希望する	希望しない	今はわからない
経管栄養	鼻から胃へのチューブ			
	胃ろう			
点滴	腕や足からの点滴			
	中心静脈栄養			
	皮下注射			
血圧を上げる薬・心臓の働きを強める薬の使用				
輸血				
人工透析				
気道確保	気管挿管			
	気管切開			
人工呼吸器の使用（装着）				
心臓マッサージなどの心肺蘇生				
抗がん剤の使用				
その他の希望や家族に伝えておきたいこと				

その他の希望や家族に伝えておきたいこと

記入日　　　　年　　月　　日
本人署名

須高地域医療福祉推進協議会：リビング・ウィル（人生の最終段階における医療・ケアについての生前の意思表明）．
https://www.city.suzaka.nagano.jp/contents/item.php?id=594a17159c566 (2023.10.10.アクセス) より転載

>>> 代理意思決定者へのアフターフォローを行う

代理意思決定者は自分の判断が最善だったのか悩み、相当引きずる人がいます。方針の決定後に代理意思決定者の気持ちを聴く機会をつくり、支持的にかかわります。

家族に心残りが生じないよう、本人と過ごす時間を十分に確保できるように配慮します。

こんなとき　どうする?

● 家族がいないとき

成年後見人には医療などを決定する権利はありません。成年後見人をはじめ、本人のことを知る人たちから本人の価値観や信念、生活状況などについて情報を得る必要があります。可能であれば、話し合いに参加してもらいましょう。

エピソード　本人の希望により点滴を中止した事例

レビー小体型認知症だったBさんは、入居施設での介護スタッフへの攻撃的言動、大声、幻視への加療のため入院となりました。入院前の薬物調整で症状は改善しましたが、食事の際にむせがみられるようになり、やがて誤嚥性肺炎になりました。Bさんは点滴や採血などを頑なに拒んでいました。Bさんは認知症早期にも誤嚥性肺炎を起こしたことがあり、軽快後に妻に対して「今度同じようになったら（治療することが）つらいから、もうしないでほしい。このまま死んでもいいと思うから」と伝えていました。妻は悩みましたが、本人の希望を優先して、誤嚥性肺炎への積極的な治療を行うのをやめまし

た。このまま本人の状態は改善することなく、約1週間後に亡くなりました。
Bさんが亡くなった後、妻は「これでよかったのか、正直わかりません。あの人の苦しみの期間が短くなったのならとは思うけれど。これでよかったと自分に言い聞かせています」と思いを口にしていました。
本人の希望どおりに家族が医療中止を選択しても、心理的負担がかかります。家族が医療選択を行う際や本人が亡くなった後の家族への心理的サポートが重要です。

IDEA
NOTE

❶ 日常生活援助

❷ BPSDのとらえ方とケア

❸ リハビリテーション

❹ 在宅支援

❺ 地域で支えるための支援

❻ ケアマネジメント

❼ 身体拘束

❽ 意思決定支援

> **コラム** 認知症の人は終末期医療についてどのように考えるか（石川県立こころの病院での研究より）

石川県立こころの病院において、外来通院中の軽度認知症患者の終末期医療に関する意向と、その家族介護者の患者に対する医療選択の意向に関する調査を行いました。患者のうち、終末期に「肺炎時の抗生剤の服薬・点滴」を望む者は48%、「飲めない場合の点滴」を望む者は50%、「中心静脈栄養」を望む者は22%、「胃瘻」を望む者は12%、「蘇生処置」を望む者は16%でした。各医療項目において「望む」または「望まない」で両者の意向が一致した割合は0〜48%でした。

これらの結果から、患者の意向を家族が予測することは難しいことがわかります。患者と家族にとって後悔の少ない選択ができるよう、軽症のうちから終末期医療についてくり返し話し合うための支援が重要です。

● **認知症の人の終末期医療についての本人の意向と介護者の医療選択の意向の一致率（50組中）**

	「望む」で一致	「望まない」で一致	不一致／いずれかに「わからない」の回答あり
①肺炎時の抗生剤の服薬・点滴	34%	0%	66%
②飲めない場合の点滴	28%	2%	70%
③中心静脈栄養	4%	20%	76%
④経鼻栄養	2%	32%	66%
⑤胃瘻	0%	48%	52%
⑥人工呼吸器	4%	40%	56%
⑦蘇生処置	6%	42%	52%

遠田大輔, 廣瀬亜衣, 畠真理子, 他：軽度認知症者の終末期医療に対する意向調査と家族介護者との相違. 日本プライマリ・ケア連合学会誌 2021；44（2）：45-52. より引用

調査後のエピソード

調査終了後、参加してくれた認知症の母をもつ娘からスタッフのもとに、1本の電話が入りました。「家に帰ってから、本人（患者）と一緒に終末期になったら受けたい治療について話し合ってみました。本人の希望が、私が思っていたのと全然違っていて。質問紙に書いた内容を見直したいし、話し合う機会を今後もつくっていきたいです。このような機会をつくってくれて、ありがとうございました」と話されました。認知症の本人と家族だけでは話し合う機会はつくりにくく、スタッフらがかかわることの必要性をあらためて感じました。

文献
1) 成本迅：認知症の人の医療選択と意思決定支援　本人の希望をかなえる「医療同意」を考える. クリエイツかもがわ, 京都, 2016.
2) 長江弘子, 原沢のぞみ, 高紋子, 他：認知症plus意思表明支援　日常生活の心地よさを引き出す対話事例. 日本看護協会出版会, 東京, 2021.
3) 平原佐斗司, 桑田美代子編：認知症の緩和ケア（EOLC for ALL すべての人にエンドオブライフケアの光を）. 南山堂, 東京, 2019.
4) Gregory R, Roked F, Jones L, et al. Is the degree of cognitive impairment in patients with Alzheimer's disease related to their capacity to appoint an enduring power of attorney? Age Ageing 2007；36（5）：527-531.
5) マジョリー・F・ヴァーガス著（石丸正訳）：非言語（ノンバーバル）コミュニケーション. 新潮社, 東京, 1987.

資料 事前指示書(一例)

● 認知症の人に身体症状が出現したり、ADL低下がみられた際などに事前指示書を作成する
● 本人の同意能力を確認し、わかりやすく処置などについて説明する

終末期の医療に対する希望

作成日　　年　　月　　日
作成者

> 終末期とは「生命維持処置を行わなければ、比較的短期間で死に至るであろう、不治で回復不能の状態」のことです。

○終末期に受けられる医療に対する希望を患者様ご本人が記載してください。
○患者様ご自身で判断ができなくなったとき、ご家族や主治医などの参考になると思われます。
○書いた内容はいつでも修正・撤回できます。

1　基本的な希望（希望の選択肢にチェック☑してください。）

(1)痛みや苦痛について
　　□できるだけ抑えてほしい（□必要なら鎮静剤を使ってもよい）　　□自然のままでいたい
(2)終末期を迎える場所　　□病院　　□自宅　　□施設　　□病状に応じて
(3)上記以外の基本的な希望（自由にご記載ください。）

2　終末期になったときの希望（希望の選択肢にチェック☑してください。）

(1)心臓マッサージなどの心肺蘇生法　　□してほしい　　□してほしくない
(2)延命のための人工呼吸器　　□つけてほしい　　□つけてほしくない
(3)抗生物質の強力な使用　　□使ってほしい　　□使ってほしくない
(4)胃瘻による栄養補給　　□してほしい　　□してほしくない
　　「胃瘻による栄養補給」とは、流動食を腹部から胃に直接通したチューブで送り込むことです。
(5)経鼻チューブによる栄養補給　　□してほしい　　□してほしくない
(6)点滴による水分の補給　　□してほしい　　□してほしくない
(7)その他の希望（自由にご記載ください。）

3　あなたが希望する医療について判断できなくなったとき、医師が相談すべき人

氏　名（　　　　　　）　　あなたとの関係（　　　　　　）
連絡先（　　　　　　　　　　　　　　　）

IDEA NOTE

❶ 日常生活援助

❷ BPSDのとらえ方とケア

❸ リハビリテーション

❹ 在宅支援

❺ 地域で支えるための支援

❻ ケアマネジメント

❼ 身体拘束

❽ 意思決定支援

各項目の説明

········· **l　基本的な希望**

（1）痛みや苦痛について
● 強い鎮痛薬（麻薬系鎮痛薬など）で痛みを抑えると、意識が低下する場合が多くあります。
● 鎮静薬を使うと、意識は低下するが、副作用で呼吸が抑えられることが多くあります。
●「自然のままでいたい」とは、できるだけ自然な状態で死を迎えたい、したがってある程度痛みがあっても、強い薬で意識レベルを低下させることを避けてください、という希望です。

········· **2　終末期になったときの希望**

（1）心臓マッサージなどの心肺蘇生法
● 心肺蘇生とは、死が迫ったときに行われる、心臓マッサージ、気管挿管、気管切開、人工呼吸器の装着、昇圧薬の投与などの医療行為をいいます。
● 心臓マッサージをすると、心臓が一時的に動きだすことがあります。
● 気管挿管の場合、必ずしもすぐに人工呼吸器を装着するわけではなく、多くの場合、手動のバック（バッグ・バルブ・マスク）を連結して、医療スタッフが呼吸補助をします。この行為により、一時的に呼吸が戻ることがあります。

（2）延命のための人工呼吸器
● 終末期の疾患の違いにより、装着後、死亡するまでの期間は異なります。

（3）抗生物質の強力な使用
● 感染症の合併があり、通常の抗生剤治療で改善しない場合、さらに強力に抗生物質を使用するかどうかの希望です。

（4）胃瘻による栄養補給
● 事前に内視鏡と若干の器具を用い、局所麻酔下に開腹することなく、栄養補給のための胃瘻を作る手術（経皮内視鏡的胃瘻造設術）を受ける必要があります。経鼻チューブよりも一般的に管理しやすい方法です。

（5）経鼻チューブによる栄養補給
● 胃瘻や経鼻チューブでは、常に栄養補給ができます。しかし、終末期の状態では、供給された栄養を十分に体内に取り入れることができないため、徐々に低栄養になります。また、栄養剤が食道から口のなかに逆流して、肺炎を合併することがあります。

（6）点滴による水分の補給
● すぐに重度の脱水にならないようにできます。栄養はほとんどなく、次第に低栄養が進行します。
● このほかに、太い静脈に点滴チューブを通し、より多くの栄養を持続的に入れる高カロリー輸液（中心静脈栄養、Total Parenteral Nutrition：TPH）という方法がありますが、胃瘻・経鼻チューブでの栄養補給のときと同様、終末期では徐々に低栄養になります。また、点滴チューブを介した感染症を起こすことがあります。

国立長寿医療研究センター：「私の医療に対する希望（終末期になったとき）」、2007．三浦久幸：高齢者の終末期医療・ケアの地域連携医療モデルの構築と終末期ガイドライン作成．平成19年度厚生労働科学研究統括研究報告書、2008．
https://mhlw-grants.niph.go.jp/system/files/2007/073011/200718049A/200718049A0001.pdf（2023.10.10.アクセス）より転載

索　引

欧　文

現場に学ぶ・現場で活かせる
認知症ケアアイデアノート

2023年12月4日　第1版第1刷発行

編　著　石川県立こころの病院
発行者　有賀　洋文
発行所　株式会社 照林社
　　　　〒112-0002
　　　　東京都文京区小石川2丁目3-23
　　　　電話　03-3815-4921（編集）
　　　　　　　03-5689-7377（営業）
　　　　https://www.shorinsha.co.jp/
印刷所　共同印刷株式会社

検印省略（定価はカバーに表示してあります）
ISBN978-4-7965-2601-2
©Ishikawakenritsukokoronobyoin/2023/Printed in Japan